Oliver Herbert

Traditionelle Lebenswei.
als Schutz vor Allergien?

AM ZÜGEL DER EVOLUTION
Band 6

herausgegeben von

Prof. Dr. Wulf Schiefenhövel
&
Dr. Judith Schuler

ISSN 1435-7887

Oliver Herbert

Traditionelle Lebensweise als Schutz vor Allergien?

Atopie und atopische Erkrankungen in fünf Dörfern auf KarKar Island, Papua Neuguinea

VWB – Verlag für Wissenschaft und Bildung
2009

Klinik und Poliklinik für Dermatologie und Allergologie,
Zentrum für Allergie und Umwelt, Technische Universität München,
Deutschland

Diese Studie entstand in Kooperation mit

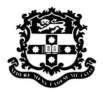

Menzies Centre for Health Policy,
School of Public Health, Univ. Sydney,
Australien

Department of Dermatology,
Royal Prince Alfred Hospital,
Australien

Titelabbildung:
Stillen eines Kindes in der Öffentlichkeit,
Papua Neuguinea

ISBN 978-3-86135-576-2

Abbildungen:
Oliver Herbert

Verlag und Vertrieb:
VWB – Verlag für Wissenschaft und Bildung
Amand Aglaster
Postfach 11 03 68 • 10833 Berlin
Tel: +49-30-251 04 15 • Fax: +49-30-251 11 36
info@vwb-verlag.com • www.vwb-verlag.com

Copyright:
© VWB – Verlag für Wissenschaft und Bildung, Berlin 2009

*„Man soll es... dem Schriftsteller nicht übel ausdeuten,
wenn er – verführt von ein wenig Geschwätzigkeit, von der Begierde,
über irgend eine Materie allerlei Arten von Menschen seine Gedanken
mitzutheilen – etwas drucken läßt, das nicht gerade die Quintessenz von
Weisheit, Witz, Scharfsinn und Gelehrsamkeit enthält."*

Adolph Freiherr Knigge

1

Geleitwort

Allergien haben in den meisten industrialisierten Ländern der Welt in den letzten Jahrzehnten in dramatischer Weise zugenommen, ohne dass die Gründe hierfür letztendlich geklärt wären. Das Phänomen ist besonders deutlich in den hoch industrialisierten Ländern der westlichen Welt, so dass eine der Hypothesen zur Erklärung des Anstiegs von Allergien die Ursache in den Grundbedingungen des „Westlichen Lebensstils" sieht. Der Beweis für diese Hypothese ist nicht leicht zu erbringen, da die meisten epidemiologischen Studien zur Allergieprävalenz in industrialisierten Ländern durchgeführt wurden. Zudem ändert sich der Lebensstil in den Ländern der sogenannten „Dritten Welt" auch in erheblicher Geschwindigkeit.

Es ist deshalb außerordentlich interessant, die Monographie von Herrn Dr. Herbert zu lesen, der sich bereits in seiner Zeit als Medizinstudent erstmals auf die kleine Insel KarKar an der Nordostküste von Papua Neuguinea begeben hat um wissenschaftliche Untersuchungen zur Medizin und Allergologie und später auch zur Medizinethnologie durchzuführen. Dabei ist es von besonderem Interesse, dass sich die fünf an der Studie von Herrn Dr. Herbert teilnehmenden Dörfer auf KarKar dem „modernen" Lebensstil in ganz unterschiedlichen Intensitäten geöffnet haben. Von nahezu unberührten Gemeinschaften im Inneren der Insel über etwas „modernere" Ansiedelungen auf dem Weg zur Küste bis hin zu den Küstendörfern kann man verschiedene Grade der westlichen Beeinflussung des Lebensstils der Insulaner beobachten.

Herr Dr. Herbert hat nicht nur tropische Infektionskrankheiten und allgemeine Marker von Gesundheit und Krankheit untersucht, sondern insbesondere spezifische Diagnostikverfahren zur Aufdeckung von Allergien durchgeführt. Es zeigte sich, dass tatsächlich deutliche Unterschiede zwischen den Dörfern mit weitgehend traditioneller Lebensweise und solchen mit ausgeprägterem westlichen Lebensstil bestehen. Die Studienergebnisse von Dr. Herbert belegen sogar direkte quantitative Zusammenhänge zwischen dem Grad der „Modernität" und der Prävalenz atopischer Erkrankungen. Während allergische Erkrankungen im Inneren des Landes noch immer so gut wie unbekannt sind, haben sie in den Küstendörfern in den letzten 20-30 Jahren deutlich an Prävalenz zugenommen (Asthma 4,7 %).

Herr Dr. Herbert hat die Ergebnisse seiner allergologischen Untersuchungen mit fundierten eigenen Studien zur Lebensweise der Bevölkerung in diesem Teil Papua Neuguineas in Verbindung gesetzt und dabei sehr präzise eine Vielzahl von Einflussfaktoren analysiert, die wir unter dem Begriff „Lebensstil" subsumieren.

Außerordentlich interessant und kurzweilig geschrieben, ist die Monographie von Herrn Dr. Herbert sowohl medizinisch von großer Relevanz, als auch höchst aktuell aus der Perspektive von Ethnologie und International Public Health. Das Buch ist nicht nur für Allergologen bzw. alle Mediziner wertvoll, sondern auch für Laien, die sich mit der

Allergieproblematik befassen sowie für all diejenigen, die sich für ethnomedizinische Fragestellungen interessieren. Ich wünsche dem Buch von Herrn Dr. Herbert weite Verbreitung!

Prof. Dr. med. Dr. phil. Johannes Ring
Direktor der Klinik und Poliklinik für
Dermatologie und Allergologie
Klinikum rechts der Isar
der Technischen Universität München

München, im Juni 2009

Inhalt

1.	**Einleitung**	**9**
1.1	Zielsetzung und Struktur der Studie	9
1.2	Immunologische Grundlagen: Allergie und Atopie	10
2.	**Untersuchungsort, Probanden und Testmethoden**	**11**
2.1	Ort der Untersuchung	11
2.1.1	Papua Neuguinea	11
2.1.2	Madang Province, KarKar Island	12
2.1.3	Die untersuchten Dörfer	14
2.2	Die Probanden	17
2.3	Testmethoden	18
2.3.1	Die Haut Prick Testung	18
2.3.2	Die Blutuntersuchung: In-vitro Testungen	19
2.3.3	Statistik	19
3.	**Ergebnisse**	**21**
3.1	Anamnestische Angaben der Probanden – Die traditionelle Lebensweise	21
3.1.1	Altersstruktur und Geschlechterverteilung	21
3.1.2	Das Stillen der Kinder	22
3.1.3	Kindheit auf KarKar Island	22
3.1.4	Tierhaltung	23
3.1.5	Infektionen	24
3.1.5.1	Parasitäre Infektionen: Wurmerkrankungen (Helminthosen)	24
3.1.5.2	Parasitäre Infektionen: Malaria	25
3.1.5.3	Bakterielle Infekte: Tuberkulose	26
3.1.5.4	Virale Infekte: Hepatitiden und HIV	27
3.1.5.5	Pilzinfektionen: Pityriasis versicolor und Tinea	27
3.1.6	Nahrungsmittelunverträglichkeiten	28
3.1.7	Kontaktallergien - Typ IV-Allergien	29
3.2	Haut Testung: Die Prick Ergebnisse	30
3.2.1	Überblick über die Prick Ergebnisse	30
3.2.2	Prick Ergebnisse auf Hausstaubmilbenextrakte	32
3.2.2.1	Häufigkeit und Stärke positiver Hautreaktionen	32
3.2.2.2	Sehr hohe Korrelation der Prick Ergebnisse von Dermatophagoides pteronyssinus und Dermatophagoides farinae	32
3.2.3	Prick Ergebnisse auf Kakerlakenextrakte	34
3.3	In-vitro Testung: Gesamt-IgE und spezifisches IgE (RAST)	34
3.3.1	Gesamt-IgE Werte	34
3.3.2	Spezifisches IgE - RAST Ergebnisse	35
3.3.2.1	Überblick über die Sensibilisierungshäufigkeiten	35

3.3.2.2	Sensibilisierungen gegen Hausstaubmilben	36
3.3.2.3	Sensibilisierungen gegen Schaben	39
3.3.2.4	Sensibilisierungen gegen Nahrungsmittel	39
3.3.2.5	Sensibilisierungen gegen Tierepithelien	40
3.3.2.6	Sensibilisierungen gegen Pollen	40
3.3.2.7	Sensibilisierungen gegen Latex	41
3.3.2.8	Sensibilisierungen gegen Gummi arabicum	41
3.4	Zusammenfassung von Prick- und RAST-Ergebnissen	41
3.4.1	Prick- und RAST-Ergebnisse auf Aeroallergene	41
3.4.2	Prick- und RAST-Ergebnisse auf Nahrungsmittel	42
3.4.3	Korrelation von Prick- und RAST-Ergebnissen beider Milbenspezies	43
3.5	Die Personen mit einer atopischen Erkrankung	45
3.5.1	Die beklagten atopischen Symptome	47
3.5.2	Einteilung der Personen mit atopischer Erkrankung nach der Stärke der klinischen Manifestationen	47
3.5.3	Einzelbetrachtung der 13 Personen mit atopischer Erkrankung	50
3.5.4	Überblick über die diagnostizierten atopischen Erkrankungen	54
3.5.5	Häufigkeit der diagnostizierten Atopiemanifestationen	54
3.5.6	Häufigkeit der verschiedenen Auslöser für atopische Symptome	55
3.5.7	Kein Vorkommen atopischer Erkrankungen im Inselinneren	57
3.5.8	Vergleich des Inselinneren mit den Küstendörfern	58
3.6	Vergleich der Personen mit atopischer Erkrankung mit den Personen ohne atopische Erkrankung	61
3.6.1	Zusammenhang von atopischen Erkrankungen und Geschlecht	61
3.6.2	Zusammenhang von atopischen Erkrankungen und sozioökonomischem Status	61
3.6.3	Zusammenhang von atopischen Erkrankungen und Vererbung	61
3.6.4	Zusammenhang von atopischen Erkrankungen und Familiengröße	62
3.6.5	Zusammenhang von atopischen Erkrankungen und Tierhaltung	62
3.6.6	Zusammenhang von atopischen Erkrankungen und Infektionen	63
3.6.7	Zusammenhang von atopischen Erkrankungen und Acetylsalicylsäure	63
3.6.8	Zusammenhang von atopischen Erkrankungen und Prick Ergebnissen	63
3.6.9	Zusammenhang von atopischen Erkrankungen und Gesamt-IgE	64
3.6.10	Zusammenhang von atopischen Erkrankungen und RAST Ergebnissen	65
4.	**Diskussion**	**69**
4.1	Studienkonzeption	69
4.2	Schwierigkeiten bei der Studiendurchführung	69
4.3	Geringe Prävalenz atopischer Erkrankungen auf KarKar Island	71
4.4	Geringe Prävalenz atopischer Erkrankungen auf KarKar Island trotz hoher Antigenbelastung, starker RAST Sensibilisierungen und hoher Gesamt-IgE-Werte	73
4.4.1	Hohe Antigenbelastung	73
4.4.2	Starke Sensibilisierung	73
4.4.3	Die Bedeutung von Prick- und RAST-Ergebnissen für die Diagnostik atopischer Erkrankungen auf KarKar Island	78
4.4.4	Hohe Gesamt-IgE Werte	79

4.5	Relevante Allergene für die Auslösung atopischer Erkrankungen auf KarKar Island	80
4.5.1	Die Hausstaubmilben und Blomia tropicalis	80
4.5.2	Die Kakerlaken	84
4.5.3	Andere Aeroallergene: Schimmelpilze, Pollen und Tierepithelien	85
4.5.4	Besonderheiten auf KarKar Island: Betelabusus und Spulwürmer	87
4.6	Die traditionelle Lebensweise als mögliche Ursache für die niedrige Prävalenz von atopischen Erkrankungen auf KarKar Island	88
4.6.1	Überblick über Zeichen einer traditionellen Lebensweise	88
4.6.2	Belege für eine traditionelle Lebensweise auf KarKar Island	88
4.6.3	Mögliche Kausalität der traditionellen Lebensweise für die niedrige Prävalenz atopischer Erkrankungen auf KarKar Island	94
4.7	Zurückdrängung der traditionellen Lebensweise als mögliche Ursache für eine höhere Prävalenz von atopischen Erkrankungen in den Küstendörfern	95
4.7.1	Höhere Prävalenz atopischer Erkrankungen in den Küstendörfern	95
4.7.2	Erklärungsmöglichkeiten für die höhere Prävalenz atopischer Erkrankungen in den Küstendörfern	96
4.8	Zusammenfassende Schlussbetrachtung	101
5.	**Anhänge**	**107**
6.	**Literaturverzeichnis**	**113**

Verzeichnis der Abbildungen

Abb. 1	Geographische Lage Papua Neuguineas	11
Abb. 2	Lage von KarKar an der Nordostküste von Papua Neuguinea	12
Abb. 3	Silhouette von KarKar Island	13
Abb. 4	Geographie der annähernd kreisrunden Tropeninsel KarKar	13
Abb. 5	Lage der fünf untersuchten Dörfer im Süden der Insel	14
Abb. 6	Anteil der untersuchten (n=248) und nicht untersuchten Personen an der Gesamtbevölkerung der Dörfer	14
Abb. 7	Kurum village	15
Abb. 8	Gaubin mit dem Gaubin Hospital	16
Abb. 9	Hütten im Bergdorf Gamog	17
Abb. 10	Haut Prick Testung in Kavailo	18
Abb. 11	Stillen eines Kindes an der Öffentlichkeit	21
Abb. 12	Kinder aus den Küstendörfern	22
Abb. 13	Häufigkeit der Haltung von Hunden und Katzen	23
Abb. 14	Enges Zusammenleben von Mensch und Tier in Kurum	24
Abb. 15	Häufigkeit der verschiedenen RAST Klassen bei Testung auf Ascaris	25
Abb. 16	Kachexie bei Tuberkulose	26
Abb. 17	Hund als potentieller Überträger einer Dermatophyteninfektion	27
Abb. 18	Prick Sensibilisierung gegenüber 21 Allergenen	31
Abb. 19	Prick Resultate auf Hausstaubmilben	32
Abb. 20	Korrelation der Quaddeldurchmesser auf Dermatophagoides pteronyssinus und Dermatophagoides farinae im Streuungsdiagramm	33
Abb. 21	Prick Ergebnisse auf Kakerlaken	34
Abb. 22	Gesamt-IgE von 247 Probanden	35
Abb. 23	RAST Ergebnisse gegenüber 20 Allergenen	36
Abb. 24	Dermatophagoides pteronyssinus und Dermatophagoides farinae: Prozentualer Anteil der gemessenen RAST Klassen unter 248 Probanden	37
Abb. 25	Korrelation der RAST Klassen von Dermatophagoides pteronyssinus mit denen von Dermatophagoides farinae im Streuungsdiagramm	37
Abb. 26	Schaben (Blattella germanica): Prozentualer Anteil der gemessenen RAST Klassen unter 248 Probanden	38

Abb. 27	Häufigkeit der Sensibilisierung gegen mindestens ein Aeroallergen in Prick bzw. RAST	42
Abb. 28	Häufigkeit der Sensibilisierung gegen mindestens ein Nahrungsmittel in Prick bzw. RAST	43
Abb. 29	Dermatophagoides pteronyssinus: Korrelation von RAST und Prick im Streuungsdiagramm	44
Abb. 30	Dermatophagoides farinae: Korrelation von RAST und Prick im Streuungsdiagramm	45
Abb. 31	Häufigkeit von verschiedenen atopischen Manifestationsformen	55
Abb. 32	Relevanz verschiedener Allergene hinsichtlich der Auslösung atopischer Manifestationen	57
Abb. 33	Anordnung der untersuchten Dörfer absteigend nach dem prozentualen Anteil von Personen mit atopischer Erkrankung	58
Abb. 34	Vergleich der Häufigkeit der verbreitetsten Infektionen bei Personen mit atopischer Erkrankung (n=13) und Personen ohne atopische Erkrankung (n=235)	63
Abb. 35	Zusammenhang von atopischer Erkrankung und Prick Ergebnissen	64
Abb. 36	Signifikante Erhöhung der durchschnittlichen Gesamt-IgE Werte bei den 13 Probanden mit atopischer Erkrankung	65
Abb. 37	Häufigere RAST Sensibilisierung von Personen mit atopischer Erkrankung als von Personen ohne atopische Erkrankung	66
Abb. 38	Bedeutung der verschiedenen Verfahren bei der Diagnostik allergischer bzw. atopischer Erkrankungen	70
Abb. 39	Typische, traditionelle, vollständig aus organischem Material errichtete Hütte in Gamog	82
Abb. 40	Böden aus Palmenholz	83
Abb. 41	Innenseite der kunstvoll aus Palmwedeln geflochtenen Dächer, Übersicht	84
Abb. 42	Innenseite der kunstvoll aus Palmwedeln geflochtenen Dächer, Detail	84
Abb. 43	Wege des Einflusses der Außenwelt auf die untersuchten Dörfer	98
Abb. 44	Mögliche Auswirkung einer traditionellen Lebensweise auf die Bildung spezifischer Antikörper, die Haut Prick Reaktivität und die Manifestation atopischer Erkrankungen	104

Verzeichnis der Tabellen

Tab. 1	Prick Ergebnisse aus den Jahren 1996/97 und 2001/02	30
Tab. 2	Korrelation der Quaddeldurchmesser auf Dermatophagoides pteronyssinus und D. farinae in einer Kontingenztafel	33
Tab. 3	Korrelation der RAST Klassen von Dermatophagoides pteronyssinus mit denen von D. farinae in einer Kontingenztafel	38
Tab. 4	RAST Ergebnisse auf acht Nahrungsmittel	39
Tab. 5	RAST Ergebnisse auf vier Arten von Tierepithelien	40
Tab. 6	RAST Ergebnisse auf Lieschgraspollen und Beifußpollen	40
Tab. 7	Dermatophagoides pteronyssinus: Korrelation von RAST und Prick in einer Kontingenztafel	44
Tab. 8	Dermatophagoides farinae: Korrelation von RAST und Prick in einer Kontingenztafel	45
Tab. 9	Abkürzungen der Antigene im RAST	48
Tab. 10	Klinik von 18 Probanden mit allergieverdächtigen Symptomen	49
Tab. 11	Allergieverdächtige Probanden: Familienanamnese (Atopie), Alter, Geschlecht, Gesamt-IgE sowie Prick Ergebnisse auf zehn getestete Antigene	49
Tab. 12	Allergieverdächtige Probanden: RAST Klassen auf 20 Allergene	50
Tab. 13	Überblick über Symptomatik, relevante allergologische Testergebnisse und Diagnosen von elf Personen mit atopischer Erkrankung	56
Tab. 14	Küstendörfer versus Bergdorf: Vergleichende Gegenüberstellung der Prick- und RAST-Ergebnisse von Aeroallergenen und Nahrungsmitteln	60
Tab. 15	Prozentualer Anteil von Atopikern auf der Basis von Prick- und/oder RAST-Ergebnissen gegenüber Aeroallergenen in der Bevölkerung verschiedener Länder	74
Tab. 16	Vergleich des Auftretens von Modernitätsmerkmalen in westlichen Industrienationen mit dem Auftreten auf KarKar Island	89

Verzeichnis der Abkürzungen

AM	Arithmetisches Mittel
Ät.	Ätiologie
Beurt.	Beurteilung
d	Tag
D.	Deutschland
D. fa.	Dermatophagoides farinae
D. pt.	Dermatophagoides pteronyssinus
ed	Herausgeber
etc.	et cetera
evtl.	eventuell
geg.	gegen
ges.	gesamt
Hundeep.	Hundeepithel
J	Jahre
Me	Median
Mo	Modalwert
NaCl	Natrium Chlorid
Pf.	Pflanze
PNG	Papua Neuguinea
r	Bravais-Pearson´scher Korrelations-Koeffizient
s	Standardabweichung
s.u.	siehe unten
Schweineep.	Schweineepithel
u.a.	unter anderem
Varkoe	Variationskoeffizient
vgl.	vergleiche
z.B.	zum Beispiel

1. Einleitung

1.1 Zielsetzung und Struktur der Studie

Es besteht ein breiter Konsens bezüglich der Zunahme allergischer Erkrankungen in „modernen" westlichen Gesellschaften binnen der letzten Jahrzehnte (KUDZYTE, 2008; GHOURI, 2008; LEUNG, 1997; SCHÄFER, 1997; ABERG, 1995; WOOLCOCK, 1994, 1995; WÜTHRICH, 1995; TURNER, 1985). Annähernd jeder Aspekt unserer gegenwärtigen Lebensweise wurde bereits für diesen Anstieg verantwortlich gemacht. Eine Vielzahl von Studien versucht die ursächlichen Faktoren für dieses Phänomen zu erfassen. Oft wird untersucht, welchen Einfluss das Vorhandensein einzelner Lebensumstände auf die Prävalenz von Allergien hat (z.B. die Luftverschmutzung auf das allergische Bronchialasthma). Zwar sind einzelne Lebensumstände zwischen den Vergleichsgruppen verschieden, doch ist in aller Regel die moderne westliche Lebensweise ein gemeinsames Merkmal der Untersuchungskollektive. Aus diesem Grund ist die Häufigkeit allergischer Erkrankungen in Abwesenheit fast aller Faktoren, die unter dem Begriff "modern western life style" (RING, 1997) subsumiert werden können, von hohem Interesse. Bislang liegen nur wenige Daten über nichtindustrielle Bevölkerungsgruppen vor. Um der Frage nachzugehen, ob eine traditionelle Lebensweise vor Allergien schützt, bot sich als idealer Studienort die kleine, der Nordostküste von Papua Neuguinea vorgelagerte Tropeninsel KarKar an. Da die Menschen in den fünf an der Erhebung teilnehmenden Dörfern, einem unterschiedlich starken westlichen Einfluss ausgesetzt sind, konnte auch untersucht werden, ob sich in deutlicher beeinflussten Regionen eine erhöhte Allergiehäufigkeit abzeichnet. In der vorliegenden Arbeit wird – nach einer kurzen Vorstellung des Untersuchungsortes, der Probanden und der Testmethoden – zunächst auf die traditionelle Lebensweise, die Umweltbedingungen und sozioökonomischen Verhältnisse auf KarKar eingegangen. Besonders berücksichtigt werden hierbei die tropischen Infektionen. Im Anschluss daran sind die Resultate der allergologischen Untersuchungen aufgeführt: Befunde der Haut Prick Testungen gegen 21 bedeutende Allergene (klinischer Sensibilisierungsstatus) und Ergebnisse der Blutuntersuchungen auf das Vorliegen von spezifischen IgE Antikörpern gegen 20 verschiedene verbreitete Allergene (serologischer Sensibilisierungsstatus). Es folgt eine Beschreibung von Insulanern mit manifesten allergischen Erkrankungen. Im Abschlusskapitel „Diskussion" werden die qualitativen und quantitativen Ergebnisse in Bezug zueinander gesetzt und Interpretationsmöglichkeiten aufgezeigt.

1.2 Immunologische Grundlagen: Allergie und Atopie

Die etymologische Bedeutung des Wortes Allergie ist „anders reagieren" (zu grch. *allos* „anders" + *ergon* „Werk, Verrichtung, Tun, Wirkung") (BECHER, 1989). Dieses „andere Reagieren" bezieht sich auf die Auseinandersetzung des erworbenen Immunsystems mit seiner Umwelt oder dem Organismus selbst. Das Immunsystem reagiert insofern „anders" bzw. abnormal, als seine eigentliche Schutzfunktion gegenüber einer Schädigung des Körpers durch die Immunreaktion selbst in den Hintergrund tritt. Heute versteht man unter Allergie die „spezifische Änderung der Immunitätslage im Sinne einer krankmachenden Überempfindlichkeit" (RING, 1995).

Nach COOMBS und GELL (COOMBS, 1963) werden allergische Reaktionen in vier Typen unterteilt: IgE vermittelte (Typ I), zytotoxische (Typ II), auf Immunkomplexen beruhende (Typ III) und zelluläre (Typ IV) Immunreaktionen. Diese Studie befasst sich mit den IgE vermittelten allergischen Erkrankungen sowie den zugrunde liegenden Sensibilisierungen. Die klinische Manifestation von Typ I Reaktionen nach COOMBS und GELL wird als atopische Erkrankung (gr. *atopia* „Ungewöhnlichkeit") bezeichnet (ZINK, 1990). Atopie wird definiert als „familiär auftretende Überempfindlichkeit von Haut und Schleimhaut gegen Umweltstoffe, assoziiert mit erhöhter IgE Bildung und/oder veränderter pharmakologischer Reaktivität" (RING, 1995). Die atopische Erkrankung kann als Rhinokonjunktivitis allergica, allergisches Asthma bronchiale, atopisches Ekzem (Neurodermitis) oder auch als Nahrungsmittel-Anaphylaxie in Erscheinung treten. Symptome zeigen sich bereits wenige Minuten nach dem Kontakt mit dem verursachenden Allergen („Sofortreaktion"). Pathophysiologisch liegt der Klinik eine IgE vermittelte Immunreaktion zugrunde. Die Immunglobuline E sind in hochaffiner Bindung besonders an der Oberfläche von Mastzellen und basophilen Granulozyten fixiert. Werden zwei dieser IgE Moleküle durch ein spezifisches Allergen überbrückt, so kommt es zur Freisetzung verschiedener hochaktiver Entzündungsmediatoren[1], welche die beschriebenen Symptome bedingen können.

---

1. Von besonderer Bedeutung ist hierbei Histamin: Nach seiner Freisetzung erscheint es binnen 2,5 Minuten im Blut, erreicht seinen höchsten Wert nach fünf Minuten und geht nach 15-30 Minuten auf den Ausgangswert zurück (WHITE, 1990).

2. Untersuchungsort, Probanden und Testmethoden

2.1 Ort der Untersuchung

2.1.1 Papua Neuguinea

Die parlamentarische Monarchie Papua Neuguinea ist seit 1975 von Australien unabhängig und nimmt den Ostteil der Tropeninsel Neuguinea ein (der Westteil wurde 1963 von Indonesien annektiert und heißt heute Iran Jaya). Auf dem 461.691 km² umfassenden Staatsgebiet leben ca. 6 Millionen Einwohner (12 pro km²). Etwa 60% der Bevölkerung sind unter 18 Jahre alt, 85% leben von landwirtschaftlicher Selbstversorgung. Das Bevölkerungswachstum liegt derzeit bei rund 2,1% (MISSIONSWERK DER EVANGELISCH-LUTHERISCHEN KIRCHE, 2008).

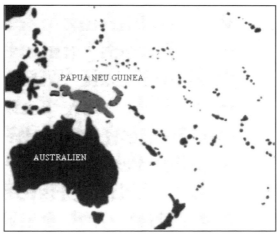

Abb. 1: Geographische Lage Papua Neuguineas (modifiziert nach ZELLER, 1986).

Die überaus heterogene Bevölkerung setzt sich aus Papuas, Melanesiern, Mikronesiern und Polynesiern zusammen. Die geographische Isolation führte zu einer enormen kulturellen und sprachlichen Vielfalt. Staatssprache ist zwar Englisch, doch hat sich in der Bevölkerung das leichter zu erlernende Neo-Melanesisch, kurz Pidgin (Tok Pisin) durchgesetzt, welches eine Verständigung trotz der über 700 eigenständigen Landessprachen ermöglicht. Wirtschaftlich von Bedeutung sind besonders der Anbau von Kaffee und Kakao sowie die ertragreichen Kokosplantagen. In letzter Zeit werden auch Bodenschätze wie Gold,

Kupfer und Silber verstärkt erschlossen. Des weiteren verfügt das Land über größtenteils noch unberührte Nutzholzvorkommen und reiche Fischbestände. Die wichtigsten Handelspartner sind Australien und Japan.

2.1.2 Madang Province, KarKar Island

Deutschland nahm 1884 den Nordosten des heutigen Papua Neuguinea unter dem Namen „Kaiser-Wilhelms-Land" in Besitz. Ab 1921 bis zur Unabhängigkeit im Jahre 1975 stand dieses Gebiet – bis auf eine kurze Besetzung durch Japan (1942-1944) – unter australischer Verwaltung. An der Küste der 28.000 km² umfassenden Madang Province (s. Abb. 2) erstreckt sich eine Kette noch heute aktiver vulkanischer Inseln, darunter das erstmals 1695 von Dampier erwähnte KarKar Island (WALSH, 1974).

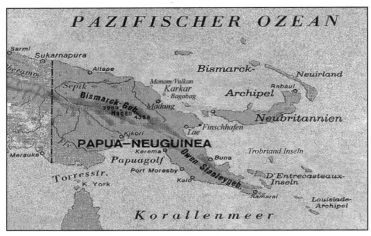

Abb. 2: Lage von KarKar Island an der Nordostküste von Papua Neuguinea (53 km nord-nordöstlich von Madang) (Quelle: modifiziert nach ZELLER, 1986).

Auf der ca. 370 km² großen Insel KarKar (24 x 19 km), die als einer der fruchtbarsten Orte des ganzen Landes gilt, leben über 60.000 Einwohner (Schätzung für das Jahr 2005). KarKar Island ist bisher noch weitgehend von Umweltzerstörung verschont geblieben. Die einzigen Exportprodukte sind Kopra und Kakao. Eine Luftverschmutzung durch z.B. Industrie und Personenverkehr liegt nicht vor. Der letzte Ausbruch des KarKar dominierenden, 1833 m hohen Vulkans Mount Kunugui ereignete sich im Jahre 1979 (EATON, 1986).

2. Untersuchungsort, Probanden und Testmethoden

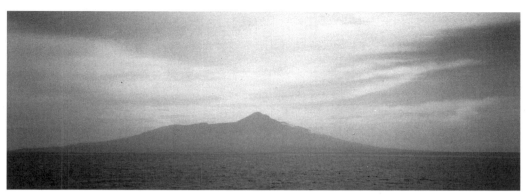

Abb. 3: Silhouette von KarKar Island. Blick vom Festland Richtung Nordost über die 16 km breite Isumrud Strait.

Die folgende Abbildung 4 gibt einen Überblick über KarKar. Die fünf Dörfer, die Ort der Untersuchung waren, liegen alle im Süden der Insel (Sprachgebiet Takia).

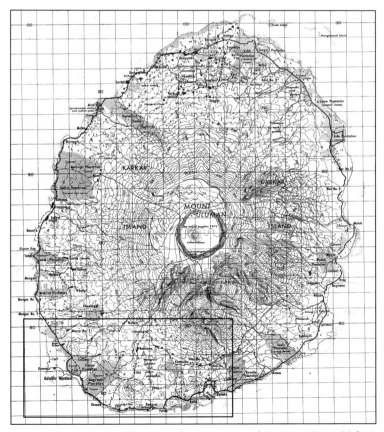

Abb. 4: Geographie der annähernd kreisrunden Tropeninsel KarKar (24 x 19 km). Markierung der untersuchten Region (Quelle: KARTOGRAPHISCHES AMT, Madang, Papua Neuguinea).

2.1.3 Die untersuchten Dörfer

Die Untersuchungen wurden in den fünf folgenden im Süden der Insel liegenden Dörfern (s. Abb. 5) durchgeführt: Kurum, Gaubin, Kavailo (Küste), Gamog und Did (Inselinnere).

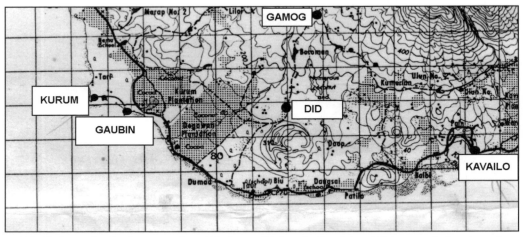

Abb. 5: Lage der fünf untersuchten Dörfer im Süden der Insel (modifiziert nach Angaben des KARTOGRAPISCHEN AMTES, *Madang, Papua Neuguinea, 1996).*

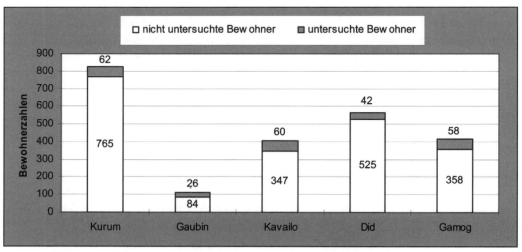

Abb. 6: Anteil der untersuchten (n=248) und nicht untersuchten Personen an der Gesamtbevölkerung der Dörfer (Zahlen für 1995 laut KINIM-GOVERNMENT-STATION, *KarKar).*

In Anbetracht der relativ geringen Einwohnerzahl der Dörfer konnte ein durchaus repräsentativer prozentualer Anteil der jeweiligen Dorfbevölkerung untersucht werden. Am geringsten war dieser Anteil mit 8,0% in Did, gefolgt von Kurum (8,1%), Gamog (16,2%), Kavailo (17,3%) und zuletzt Gaubin, wo 31,0% der Bewohner in die Studie eingingen.

Küstendörfer: Kurum, Gaubin und Kavailo

Die drei Dörfer sind über eine unbefestigte Straße gut erreichbar (keiner der in die Studie eingegangenen 148 Küstenbewohner besaß ein Auto). Mit 827 Einwohnern ist *Kurum* das größte der untersuchten Dörfer. Die mit Palmwedeln gedeckten Hütten sind aus der Luft jedoch kaum erkennbar (s. Abb. 7).

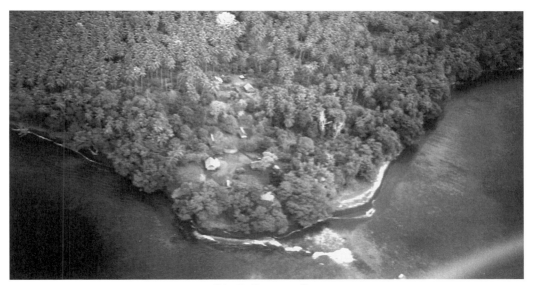

Abb. 7: Kurum village

Gaubin liegt nur 25 Gehminuten von Kurum entfernt. In Gaubin befindet sich das einzige Krankenhaus von KarKar, viele der 110 Bewohner arbeiten dort als Pfleger oder Schwestern. Gaubin ist also kein für die Insel typisches, repräsentatives Dorf mit einer traditionellen Sozialstruktur. Die Probanden aus Gaubin stehen - nicht zuletzt wegen des Krankenhauses - unter dem vergleichsweise größten Einfluss westlicher Lebensweise.

Wie Kurum und Gaubin liegt auch *Kavailo* direkt an der Küste. Die 407 Einwohner leben in ca. 75 Hütten, zum Teil aber auch bereits in befestigten Steinhäusern. Die meisten Menschen sind Fischer, bestellen eigene kleine Gärten oder arbeiten auf den Kokosnussplantagen. Trotz des relativ „modernen" Aspektes dieses Dorfes gibt es nur in zwei Häusern Strom (Generatoren). Eine zentrale Trinkwasserversorgung fehlt wie in allen Dörfern (Ausnahme: Gaubin).

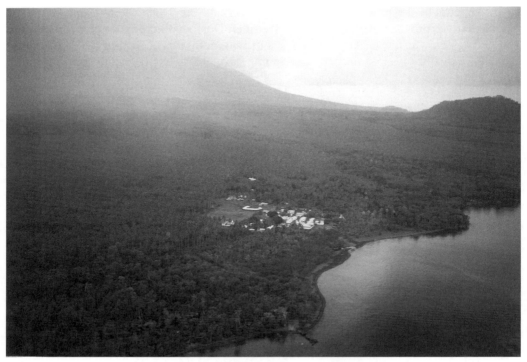

Abb. 8: Gaubin mit dem Gaubin Hospital

Dörfer im Inselinneren: Did und Gamog

Did liegt auf dem Weg nach Gamog ca. 45 Gehminuten vom Meer entfernt. Die 567 Einwohner leben ebenfalls größtenteils ohne elektrischen Strom (drei Generatoren). Durchschnittlich teilen sich auch hier fünf bis sieben Personen eine Hütte.

Gamog ist von den untersuchten Dörfern bei weitem am ursprünglichsten. Es ist aufgrund seiner Lage in 300 m Höhe (HORNABROOK, 1975) als letzte Siedlung an den steil ansteigenden Hängen des Vulkans Mount Kunugui nur schwer erreichbar und so vor Fremdeinflüssen weitgehend geschützt. Der Fußmarsch von der Küste hinauf über den unwegsamen Pfad nimmt ca. drei Stunden in Anspruch. Einige Bewohner nehmen diese Strapaze einmal pro Woche auf sich, beispielsweise um den Markt in Gaubin aufzusuchen, andere verlassen das Dorf kaum. Die 416 Menschen leben in ca. 60 Hütten. Wasser wird während der Regenzeit aus einem kleinen Bach bezogen, in der Trockenzeit muss es von tieferen Lagen hinaufgetragen werden. Generatoren zur Stromerzeugung sind nicht vorhanden. Die geographische und teilweise auch soziale Isolation von Gamog sowie die Beibehaltung des traditionellen Gartenbaus wird bereits von KING (1992) belegt.

2. Untersuchungsort, Probanden und Testmethoden   17

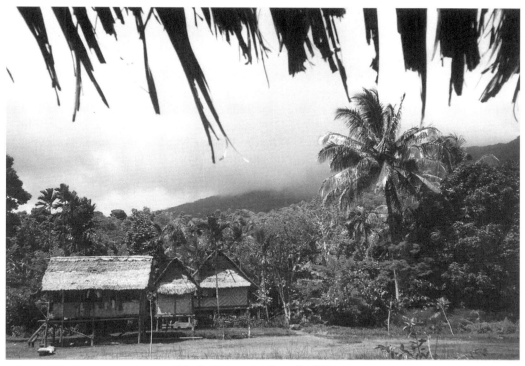

Abb. 9: Hütten im Bergdorf Gamog

2.2 Die Probanden

Der Großteil der medizinischen Messwerte wurde von September 1996 bis Januar 1997 an 248 Probanden erhoben, eine Nachtestung (143 Personen) erfolgte im Jahr 2001/02. Umfangreiche medizinethnologische Hintergrunddaten wurden darüber hinaus im Jahre 2004 gesammelt[2]. Die Teilnahme an der Studie war freiwillig. Es wurde bei der Auswahl der Testpersonen lediglich darauf geachtet, dass ein möglichst repräsentativer Bevölkerungsanteil (alle Altersgruppen, annähernd gleich viele Männer und Frauen) in die Untersuchung einging. Ansonsten ist die Zusammensetzung des Probandenkollektivs zufällig. Die Information der Einheimischen über den Beginn der Untersuchung erfolgte mündlich oder teilweise mittels Garamut (Garamut ist die Bezeichnung für einen ausgehöhlten Baumstamm, auf den mit Hölzern geschlagen wird, und der so eine akustische Verständigung über große Entfernungen ermöglicht).

Allen 248 Probanden (Kollektiv 1996/97) wurden auf Pidgin je 29, teilweise untergliederte, Fragen gestellt. Diese sollten Aufschluss über eine mögliche atopische Diathese (Veranlagung zu Heuschnupfen, Neurodermitis und allergischem Asthma bronchiale),

---

2. Insgesamt wurden 562 Informanten mit medizinethnologischem Schwerpunkt befragt. Nur ein kleiner Teil dieser Aussagen wurde in der vorliegenden Studie verwertet. Die Informationen stellen weitestgehend die Grundlage der in Kürze beim Reimer Verlag in Berlin erscheinenden Monographie über das traditionelle Medizinsystem der KarKar Insulaner dar.

inklusive der familiären Belastung hinsichtlich einer Typ I Allergie geben. Ferner bezogen sich die Fragen auf den generellen Gesundheitszustand, Medikamenteneinnahme sowie den Genussmittelabusus (Betelnüsse, Tabak, Alkohol) und die Lebensumstände im Allgemeinen (Beruf bzw. Beschäftigung, Haus- und Nutztierhaltung etc.). Die standardisierten Originalfragen auf Pidgin und ihre Übersetzung können den Anhängen 1 und 2 entnommen werden. In vielen Fällen mussten die Fragen jedoch modifiziert oder erweitert werden, da sich Verständigungsprobleme ergaben. Falls sich Hinweise auf eine atopische Diathese fanden oder andere Besonderheiten auftraten, wurde ein ausführlicheres, freies Gespräch angeschlossen. Die Antworten wurden ins Deutsche übersetzt und dann kodiert in das Tabellenkalkulationsprogramm Excel zur nachfolgenden statistischen Auswertung eingegeben.

2.3 Testmethoden

2.3.1 Die Haut Prick Testung

Zur Diagnose IgE vermittelter allergischer Erkrankungen wurden bei 243 der 248 Probanden Haut Prick Testungen direkt in den fünf Dörfern durchgeführt (vgl. Abb. 10). Hierbei werden die fraglichen Allergenlösungen separat auf die Volarseite der Unterarme getropft. Nachfolgend verbringt man mit einem kleinen Stilett geringste Mengen der Testlösungen in die Lederhaut, indem man durch die jeweiligen Tropfen sticht. Die Bildung einer Quaddel an der Applikationsstelle binnen 20 Minuten („Sofortreaktion")

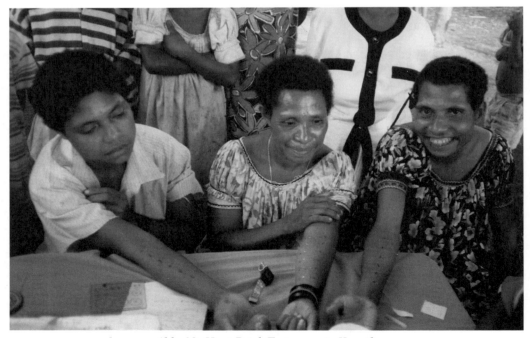

Abb. 10: Haut Prick Testungen in Kavailo

bestätigt die Existenz von Antikörpern gegen die spezifische Substanz. Folgende zehn Allergenextrakte wurden 1996/97 getestet: Beifußpollen, Pollen diverser Gräser („Gräsermischung"), Hausstaubmilben (Dermatophagoides pteronyssinus und D. farinae), Hühnerei (gesamt), Kabeljau, Kuhmilch, Hund (Epithelien), Katze (Epithelien) und Ratte (Epithelien). Im Jahre 2001/02 erfolgte eine Nachuntersuchung auf weitere 13 Allergene: D. pteronyssinus (Wiederholung), Blomia tropicalis, Kakerlake (Allergopharma), Kakerlake (Stallergene), Cladosporum herbarum, Gräserpollenmischung (Wiederholung), Schweineepithelien, Hühnerfedern, Banane, Epidermophyton floccosum, Trichophyton rubrum, Trichophyton mentagrophytes und Latex. Detailliertere Ausführungen zur praktischen Durchführung der Haut Prick Untersuchung und Art der Testsubstanzen finden sich in Anhang 3.

2.3.2 Die Blutuntersuchung: In-vitro Testungen

Bei jedem der 248 Probanden wurde nach der Prick Testung eine Blutentnahme direkt im jeweiligen Dorf durchgeführt. In Deutschland konnten somit die Gesamt-IgE Werte (Erhöhung vor allem bei parasitären Infektionen und/oder atopischer Erkrankung/ Diathese) sowie die spezifischen IgE Antikörper gegen die nachfolgend genannten 20 Substanzen bestimmt werden: Lieschgras, Beifuß, Katzenepithelien, Hundeepithelien, Rattenepithelien, Schweineepithelien, Hühnereiweiß, Milcheiweiß, Dorsch, Süßkartoffel, Bastardmakrele, Mango, Banane, Papaya, zwei Hausstaubmilbenspezies (Dermatophagoides pteronyssinus und D. farinae), Gummi arabicum, Küchenschabe, Latex und Spulwurm. Angaben zur Serumgewinnung in Papua Neuguinea, zu Lagerung und Transport sowie zur Messwerterhebung an der Technischen Universität München finden sich in Anhang 4.

2.3.3 Statistik

Von den 248 Probanden liegen je 62 Einzeldaten aus dem Jahr 1996/97 vor: insgesamt 29 anamnestische Angaben, zwölf Prick Ergebnisse, ein Gesamt-IgE- und 20 RAST-Werte. Aus der Vielzahl der in 2001/02 und 2004 erhobenen Daten gingen hauptsächlich die Prick Resultate (13 Substanzen) von 143 Personen in die vorliegende Studie ein. Die Gesamtheit von über 17.400 Einzelwerten wurde in kodierter Form (die anamnestischen Daten nach Übersetzung aus dem Neo-Melanesischen) in das Tabellenkalkulationsprogramm Excel eingegeben und nachfolgend graphisch und statistisch aufgearbeitet.

Deskriptive Statistik

Sofern nicht anders angegeben, sind die Ergebnisse als arithmetische Mittelwerte (AM) ± Standardabweichung s dargestellt. Weitere verwendete Maße der zentralen Tendenz stellen der Modalwert (Mo) und der Median (Me) dar. Dispersionsmaß ist neben der Standardabweichung s der Variationskoffizient V, welcher auch bei unterschiedlichen Mittelwerten einen Vergleich der Streuungen ermöglicht (V = s/AM).

Analytische Statistik

Verfahren zur Überprüfung von Unterschiedshypothesen

- Parametrischer Test: Mit Hilfe des t-Testes nach Student wurden die Mittelwerte der unabhängigen Stichproben (bei postulierten normalverteilten Grundgesamtheiten) auf signifikante Unterschiede untersucht. Mit einer Irrtumswahrscheinlichkeit p von kleiner oder gleich 5% (d.h. Signifikanzniveau α = 5%) einher gehende Aussagen wurden als signifikant (Symbolisierung: „*"), und die mit einer Irrtumswahrscheinlichkeit p von kleiner oder gleich 1% (d.h. Signifikanzniveau α = 1%) behafteten Aussagen als sehr signifikant (Symbolisierung: „**") bezeichnet. Die Prüfgröße t muss für eine Annahme der Alternativhypothese (d.h. die Mittelwertunterschiede sind nicht zufällig) größer als der kritische Wert der t-Tabelle sein. Hierbei ist t von den Mittelwerten, Fallzahlen und – als Maß für die Streuung – den Varianzen der Stichproben abhängig. Die Varianz ergibt sich aus der Summe der quadrierten Abweichungen aller Messwerte vom arithmetischen Mittel, dividiert durch die Anzahl aller Messwerte (BORTZ, 1993). Da bei ähnlichen Varianzen der Proben die Prüfgröße t nach einer genaueren Formel berechnet werden kann (ZÖFEL, 1988), wurde dem t Test generell ein Test auf Homogenität der Stichprobenvarianzen vorangestellt; es handelt sich hierbei um den F-Test (Prüfgröße $F = (s^2)_1/(s^2)_2$).
- Nicht parametrischer Test: mit Hilfe des Wilcoxon-Testes wurden bei gleicher Fragestellung aber nicht parametrischer Verteilung quantitativer Merkmale die Mittelwerte auf signifikante Unterschiede untersucht.

Lagen keine Intervalldaten (d.h. diskrete oder stetige quantitative Merkmale), sondern nominale Werte vor, so wurde als Verfahren zur Überprüfung von Unterschiedshypothesen der Chi-Quadrat Test angewendet. Wenn die erwarteten Werte mindestens eines Feldes einer 2x2 Kontingenztafel bei gegebenen Randsummen die Zahl fünf unterschritten, wurde auf Fisher's exact test zurückgegriffen.

Verfahren zur Überprüfung von Zusammenhangshypothesen

Als Maß für den fraglichen Zusammenhang zwischen zwei quantitativen Merkmalen x und y wurde in Streuungsdiagrammen neben der Formel der jeweiligen linearen Regressionsgeraden das Bestimmtheitsmaß r^2 angegeben. Es handelt sich dabei um das Quadrat des (Bravais-Pearson'schen) Korrelationskoeffizienten r. Das Bestimmtheitsmaß kann somit ebenso wie der Korrelationskoeffizient als Maß für die „Strammheit eines linearen stochastischen Zusammenhangs" (LANGE, 1990) gesehen werden. Das Bestimmtheitsmaß gibt letztendlich an, wie viel Prozent der die Streuung repräsentierenden Varianz einer Größe y durch Regression auf x erklärt werden kann; r^2 kann somit Werte zwischen 0 (bzw. 0%) und 1 (bzw.100%) annehmen, wobei 0 auf einen zufälligen, 1 auf einen determinierten, und Werte zwischen 0 und 1 auf einen stochastischen Zusammenhang hinweisen (MC CLAVE, 1994).

3. Ergebnisse

3.1 Anamnestische Angaben der Probanden – Die traditionelle Lebensweise

3.1.1 Altersstruktur und Geschlechterverteilung

Das Durchschnittsalter der 246 Untersuchten (Kollektiv 1996/97) belief sich auf 25,7 (±15,2) Jahre, 9% (23/246) der Probanden waren Kinder unter zehn Jahre. Der Frauenanteil betrug 53% (132/248), der Männeranteil 47% (116/248).

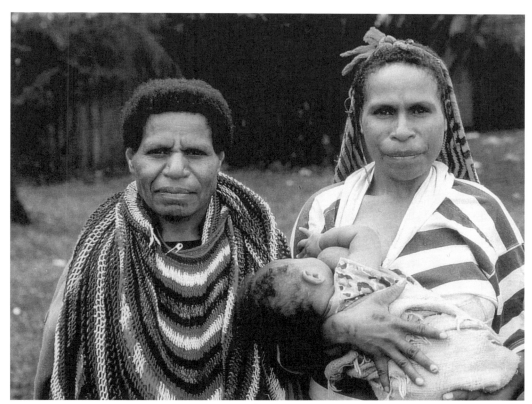

Abb. 11: Stillen eines Kindes an der Öffentlichkeit. Das Aufziehen der Säuglinge mit der Flasche ist weitgehend unbekannt.

3.1.2 Das Stillen der Kinder

In der Regel werden alle Kinder gestillt. Das Aufziehen der Säuglinge mit der Flasche ist weitgehend unbekannt. Die Angaben von Müttern bezüglich der Dauer des Stillens waren äußerst ungenau und konnten deshalb nicht statistisch verwertet werden. Im Jahr 2004 schien die durchschnittliche Stilldauer aber mit Sicherheit über einem Jahr zu liegen. Die Mütter legen ihre Kinder auch im Beisein anderer Dorfbewohner an die Brust, oftmals ohne sich von ihrer gegenwärtigen Beschäftigung abbringen zu lassen (s. Abb. 11).

Nach dem Abstillen erhalten die Kinder die Nahrungsmittel der Erwachsenen. Industriell hergestellte Kindernahrung wie sie in westlichen Ländern verwendet wird, ist nicht verbreitet und wäre auch nicht bezahlbar.

3.1.3 Kindheit auf KarKar Island

Die Kinder auf KarKar Island wachsen in einer ursprünglichen, weitgehend intakten tropischen Umwelt auf. Sie verbringen den Großteil des Tages im Freien. Diejenigen, die in Bergdörfern wie Gamog wohnen, halten sich oft im Busch auf oder helfen ihren Eltern in den Gärten. Das Ausmaß dieser Hilfe hält sich aber immer in Grenzen. Die Kinder aus den an der Küste liegenden Dörfern spielen meist in den ausgedehnten Kokosnussplantagen oder am Meer, wobei als Spielzeug jeder zufällig aufgefundene Gegenstand dienen kann (s. Abb. 12).

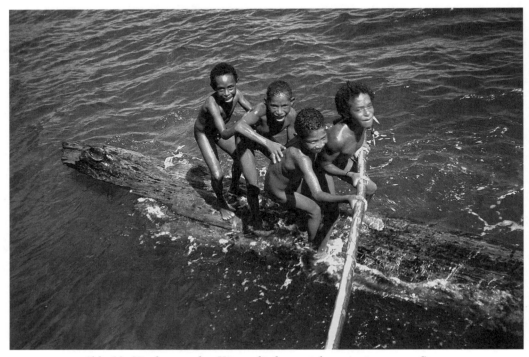

Abb. 12: Kinder aus den Küstendörfern spielen mit einem vom Sturm angetriebenen Baumstamm.

Die Möglichkeit einer gesundheitlichen Beeinträchtigung durch Luftverschmutzung, den Aufenthalt in belasteten Innenräumen oder durch Spielzeug aus synthetischen Materialien – wie dies in westlichen Industrienationen diskutiert wird – entfällt.

Die großen Familien mit den hohen Geschwisterzahlen, die überlieferte Kultur und Religion bilden ein festes soziales Gefüge in dem die Kinder Sicherheit und Halt finden. Belastend ist jedoch das Bewusstsein hinsichtlich der starken Gefährdung durch tropische Infektionskrankheiten und die allgegenwärtige, tief verwurzelte Angst – nicht nur des Nachwuchses – vor dem Leib und Leben bedrohenden Schadenzauber. Detailliertere medizinanthropologische Ausführungen des Autors finden sich in seiner Untersuchung des traditionellen Medizinsystems der KarKar (Monographie, Dietrich Reimer Verlag, Berlin, 2009).

3.1.4 Tierhaltung

Das mit Abstand am beliebteste Haustier war in den untersuchten Dörfern der Hund. Insgesamt 25% (62/248) der Befragten gaben an einen Hund zu besitzen, 10% (25/248) eine Katze und weitere 25% (62/248) einen Hund und eine Katze. Somit hielten nur 40% (99/248) der Probanden keines der beiden genannten Tiere (s. Abb. 13).

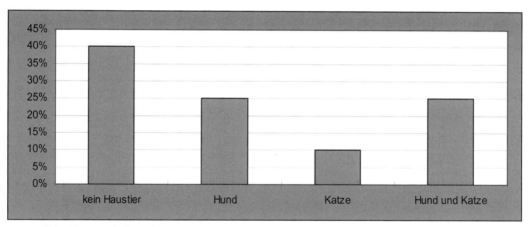

Abb. 13: Häufigkeit der Haltung von Hunden und Katzen bei den Befragten (n=248). Insgesamt 60% der Untersuchten gaben an, als Haustier einen Hund und/oder eine Katze zu besitzen.

Des weiteren werden gelegentlich Flughunde oder Beuteltiere im Haus gehalten. Die wichtigsten – fast überall anzutreffenden – Nutztiere, die in der Regel ebenfalls in sehr engem Kontakt mit dem Menschen zusammenleben, sind Schweine und Hühner, gelegentlich auch Ziegen und Wasserbüffel. Immerhin 91% der Befragten (225/248) klagten über Ratten im Haus.

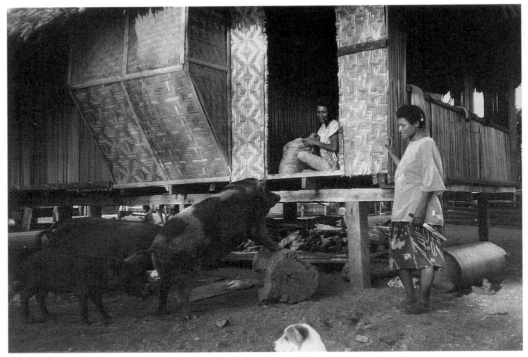

Abb. 14: Enges Zusammenleben von Mensch und Tier in Kurum.

3.1.5 Infektionen

Die auf KarKar sehr stark verbreiteten parasitären und bakteriellen Infektionen sowie Pilzinfektionen stellen die bedeutendsten Gruppen aller auf der Insel vorkommenden Erkrankungen dar. Nur 3% (sic!) der 248 Probanden litten weder unter einer Infektion mit Spulwürmern (Ascaris lumbricoides), Malaria, Pilzen (Pityriasis versicolor, Tinea corporis sive faciei) noch einem chronischen Atemwegsinfekt (vgl. nachfolgende Ausführungen).

3.1.5.1 Parasitäre Infektionen: Wurmerkrankungen (Helminthosen)

Wurmerkrankungen stellen neben Malaria die mit Abstand häufigsten parasitären Infektionen auf KarKar Island dar. Bei den Helminthosen dominieren die Fadenwürmer (Nemathelminthes bzw. Nematoden). Hierzu zählt z.B. der Spulwurm (Ascaris lumbricoides), Hakenwurm (Ankylostoma duodenale/americanus) sowie der auf KarKar keine wesentliche Rolle spielende Zwergfadenwurm (Strongyloides stercoralis). Plattwürmer (Plathelminthes) wie die Saugwürmer (Trematodes, z.B. Schistosoma Spezies) und Bandwürmer (Cestodes, z.B. Taeniasis und Echinokokkose) sind nicht verbreitet.

Gegen Spulwürmer (Ascaris lumbricoides) wiesen 82% (203/248) der Personen Antikörper der Klasse E auf. Die Infektion erfolgt durch die orale Aufnahme von Parasiteneiern mit der Nahrung. Die vom Darminhalt ihres Wirtes lebenden adulten Würmer verursachen in der Regel nur milde Abdominalschmerzen, in seltenen Fällen können hohe Parasitenlasten jedoch auch zu einem Darmverschluss (Ascaridenileus) führen. Ursache der hohen Durchseuchung der Inselbevölkerung dürfte die mangelnde Handhygiene und das für das extrakorporale Überleben der Eier ideale feuchtwarme Klima sein. Auch das kulturell übliche gemeinsame Einnehmen von Mahlzeiten stellt insoweit ein Problem dar, als ein einziger das Essen zubereitender Überträger ausreicht, um eine Vielzahl von Personen zu infizieren. Die Stärke der Sensibilisierungen gegen Ascaris lumbricoides kann Abb. 15 entnommen werden. In 42% der Fälle (105/248) konnte eine RAST Klasse 3 oder höher nachgewiesen werden.

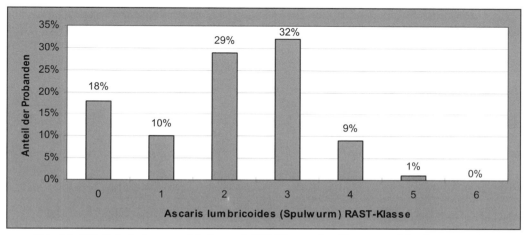

Abb. 15: Häufigkeit der verschiedenen RAST Klassen bei Testung auf Spulwürmer (p1). Nur bei 18% der Probanden (n=248) konnten keine spezifischen IgE gegen Ascaris nachgewiesen werden.

3.1.5.2 Parasitäre Infektionen: Malaria

Neben den Wurminfektionen beeinträchtigt vor allem die Malaria die Gesundheit der Bewohner von KarKar Island. Diese zu den Protozoonosen gehörige Erkrankung wird durch Sporozoen (= einzellige Sporentierchen) hervorgerufen. Die infizierten Erythrozyten zerfallen nach dem intrazellulären Vermehrungszyklus des Parasiten je nach Erregertyp mehr oder weniger synchron. Die dabei frei werdenden Toxine verursachen die für die Malaria charakteristischen Symptome: Fieberschübe, Kopfschmerzen und allgemeines Krankheitsgefühl. Aufgrund der kontinuierlichen massiven Exposition der KarKar gegenüber der Malaria verfügen sie über eine immunologische Teilresistenz. Diese verhindert die bei Europäern typischen schwerwiegenden Krankheitsmanifestationen. Todesfälle sind bei nicht abwehrgeschwächten erwachsenen Insulanern selten. Kinder fallen aber nicht seltener der auf KarKar häufigen Affektion des Zentralnervensystems (Zerebralmalaria) zum Opfer. Diese ist bei nicht rechtzeitiger Therapie mitunter letal. Kein einziger der Befragten gab an, noch nie einen Malariaschub erlitten zu haben. Die Erfahrung zeigt, dass die Selbstdiagnose der Einheimischen meist korrekt ist.

3.1.5.3 Bakterielle Infekte: Tuberkulose

Die in westlichen Industrienationen stark zurückgegangene Tuberkulose (TBC, Erreger: Mykobakterium tuberculosis) stellt auf KarKar Island – besonders für alte oder unterernährte Personen mit verminderter Resistenz – noch immer eine bedeutende Gefährdung dar. Aufgrund der in der Studienregion beobachtbaren Zunahme von Resistenzen gegenüber den üblichen Pharmaka ist mit einer weiteren Verschärfung der Problematik in absehbarer Zukunft zu rechnen. Keiner der Probanden litt zum Zeitpunkt der Untersuchung an einer aktiven Tuberkulose. Jedoch gaben acht von 242 (3,3%) eine frühere Erkrankung an. Abb. 16 zeigt einen kachektischen Patienten der Tuberkulosestation des Gaubin Hospital. Dort befinden sich durchschnittlich immer um die 40 Personen in Behandlung (Multichemotherapie).

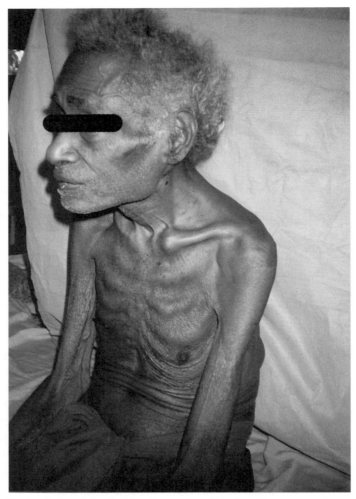

Abb. 16: Kachexie bei Tuberkulose. Besonders für alte oder unterernährte Personen mit verminderter Resistenz stellt diese Erkrankung eine lebensbedrohliche Gefährdung dar.

3.1.5.4 Virale Infekte: Hepatitiden und HIV

Unter den viralen Infektionen stellen Leberentzündungen (Hepatitiden) die wesentlichste Bedrohung für die Gesundheit der Bevölkerung dar. Eine anamnestische Erhebung bezüglich der Hepatitiden wurde aufgrund der oft uncharakteristischen Beschwerden unterlassen. Im Patientengut des Gaubin Hospital finden sich jedoch regelmäßig an Hepatitis B Erkrankte mit massiver Gelbfärbung der Augen (Sklerenikterus) und teilweise fulminanten Verlaufsformen.

Bis zum Jahr 2004 wurden lediglich zwei AIDS Erkrankungen auf KarKar diagnostiziert. Soweit nachvollziehbar hatten sich die Männer nicht auf der Insel, sondern während eines Festlandaufenthaltes infiziert. Aufgrund ihres fortgeschrittenen Krankheitsstadiums bei der Rückkunft nach KarKar ist nicht davon auszugehen, dass sie das Virus weiter verbreitet haben. Insgesamt liegen jedoch gegenwärtig keine Daten zur Prävalenz der HIV Infektion auf der Insel vor, da die teueren Screening Tests nicht routinemäßig durchgeführt werden.

3.1.5.5 Pilzinfektionen: Pityriasis versicolor und Tinea

Auf die auf KarKar Island nur selten vorkommenden Systemmykosen (Pilzbefall innerer Organe), wie die durch Cryptococcus neoformans hervorgerufene Kryptokokkose, soll

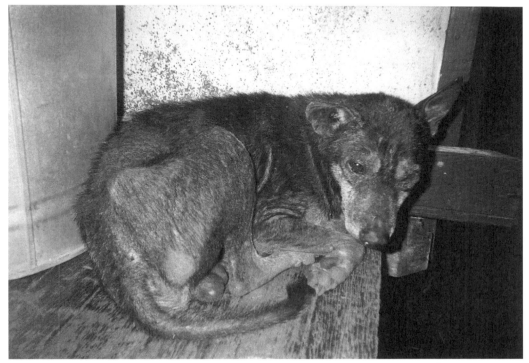

Abb. 17: Hund mit unregelmäßigem, teilweise gelichtetem Fell als potentieller Überträger einer Dermatophyteninfektion.

hier nicht eingegangen werden. Hingegen sind Dermatomykosen (Pilzbefall der Haut) aufgrund des tropisch feuchtwarmen Klimas außerordentlich verbreitet. Sie werden von den KarKar in zwei Gruppen eingeteilt, wobei diese Differenzierung auch von der westlichen Medizin durchgeführt wird.

Als "Wait spot" (Pidgin: „weiße Fleck Krankheit") bezeichnen die Insulaner eine manifeste Infektion mit dem saprophytären Hefepilz Pityrosporum ovale – also eine Pityriasis versicolor alba. Die typischen namengebenden hellen Flecken (Hypopigmentierungen) werden durch ein Stoffwechselprodukt des Pilzes (Azelainsäure) hervorgerufen. Die Azelainsäure wirkt hierbei toxisch auf die Hautpigmentzellen (Melanozyten) des betroffenen Areals. Zum Zeitpunkt der Untersuchung wiesen 36% (89/247) der Probanden derartige Hautveränderungen auf.

„Grille" wird die klinische Manifestation einer Pilzinfektion der Haut durch Dermatophyten genannt. Die westliche Medizin gebraucht hierfür den Begriff „Tinea". Bei der Befunderhebung litten 13% (32/247) der Untersuchten an einer Tinea corporis (am Körperstamm) und/oder Tinea faciei (im Gesicht). Ein „schlichter" Hand- oder Fußpilz (Tinea manuum bzw pedum) wird nicht als „grille" bezeichnet und war für die Aufnahme in diese Gruppe nicht ausreichend. Ob eine Tinea vorwiegend von Mensch zu Mensch oder vom (oft symptomlosen) Tier auf den Menschen übertragen wird, hängt vom jeweiligen Erregertyp ab. In Anbetracht des engen Zusammenlebens der Bevölkerung mit Haus- und Nutztieren spielt letztere Variante auf KarKar eine nicht zu unterschätzende Rolle.

3.1.6 Nahrungsmittelunverträglichkeiten

Fünf Prozent (13/248) der Befragten gaben an, auf bestimmte Nahrungsmittel schon einmal Symptome entwickelt zu haben.

Mango: Ein 57-jähriger Bauer aus Kurum berichtete über eine einmalig aufgetretene, akute, passagere Bildung von stark juckenden Quaddeln (Urticaria) unmittelbar nach dem Verzehr von frischen Mangos. Die Anamnese gestaltete sich aber als äußerst schwierig und ergab zudem, dass gleichzeitig noch andere, nicht näher bezeichnete Nahrungsmittel gegessen worden waren. Im RAST konnte keine Sensibilisierung gegen Mango (oder andere untersuchte Nahrungsmittel) gezeigt werden.

Fischkonserven: Die Ergänzung der täglichen Kost durch industriell hergestellte Nahrungsmittel (weißer Zucker, geschälter Reis, Fischkonserven) hat sich in allen Dörfern, besonders aber an der Küste durchgesetzt. Am häufigsten klagten die Probanden (5/248) über Erbrechen nach dem Verzehr von Fischkonserven (Makrele). Der Doseninhalt wird nicht selten nach einer mehrtägigen Aufbewahrung in geöffnetem Zustand (bei ca. 30°C) verzehrt. Keiner der fünf Probanden wies eine atopische Erkrankung auf, zwei litten zum Untersuchungszeitpunkt an einer Wurminfektion. Im RAST auf Dorsch und Bastardmakrele sowie im Prick „Dorsch" fanden sich keine Hinweise auf eine Sensibilisierung.

Schweinefleisch: Eine ähnliche Problematik lag bei den zwei Personen vor, die über gelegentliches Erbrechen nach dem Genuss von Schweinefleisch klagten. Bis auf eine geringe Sensibilisierung gegen Süßkartoffel bei einem dieser beiden Probanden waren alle getesteten Nahrungsmittel im RAST und Prick negativ.

3. Ergebnisse 29

Bei den folgenden fünf Probanden ist eine Nahrungsmittelallergie nicht auszuschließen.

Süßkartoffeln: Zwei Personen hatten nach dem Verzehr von Süßkartoffeln so regelmäßig Bauchschmerzen entwickelt, dass diese gemieden werden mussten. Es handelte sich dabei zum einen um einen 57-jährigen unter einer atopischen Erkrankung leidenden Probanden aus Kurum (Gesamt-IgE: 10020 kU/l), der neben RAST Klasse 3 gegen Süßkartoffel auch Sensibilisierungen gegen Hühnereiweiß, Milcheiweiß, Dorsch, Bastardmakrele, Mango, Banane und Papaya aufwies. Zum anderen war ein 25-jähriger Pfleger des Gaubin Hospital betroffen (Gesamt-IgE: 1729 kU/l), der ebenfalls RAST Klasse 3 gegen Süßkartoffel, aber keine weiteren Nahrungsmittelsensibilisierungen zeigte.

Meeresschildkrötenfleisch: Eine Krankenschwesternschülerin des Gaubin Hospital, bei der sonst keine Hinweise auf eine atopische Diathese bestanden (Gesamt-IgE: 1412 kU/l bei Ascaris lumbricoides RAST Klasse 3), reagierte auf den Genuss von gekochtem Meeresschildkrötenfleisch akut mit einer starken Nesselsucht (Urticaria) am gesamten Körper, Übelkeit und Tachykardie. Sie wurde stationär mit Antihistaminica und Kortikosteroiden intravenös behandelt.

Papaya: Eine andere 21-jährige Krankenschwesternschülerin des Gaubin Hospital (Gesamt-IgE: 1147 kU/l) klagte nach dem Verzehr von frischen Papayas wiederholt über Atemnot. In vitro bestätigte sich lediglich eine geringe Sensibilisierung gegen Papaya (RAST Klasse 1) sowie Banane (Klasse 1). Ferner fanden sich spezifische Antikörper gegen Hausstaubmilben, Gräserpollen, Gummi arabicum und Kakerlake (jeweils RAST Klasse 2). In der Prick Testung zeigte sich eine positive Reaktion auf Dermatophagoides farinae (Quaddeldurchmesser 2 mm). Die Familienanamnese ergab Asthma bronchiale bei der Mutter, zwei Brüdern und einer Schwester. Die Probandin gab an, Papayas aufgrund der Symptomatik zu meiden.

Fisch: Der unter Asthma bronchiale leidende 25-jährige OP Pfleger des Krankenhauses (Gesamt-IgE: 1051 kU/l) gab an, nach dem Genuss von frischem Fisch gelegentlich Atemnot entwickelt zu haben. Gegen Dorsch und Bastardmakrele fand sich je eine Sensibilisierung der RAST Klasse 1. In der Prick Testung auf Dorsch zeigte sich eine positive Reaktion von 2 mm.

Die in dieser Studie als Verursacher einer Allergie in Frage kommenden Nahrungsmittel Süßkartoffel, Meeresschildkrötenfleisch, Papaya und Fisch waren gemäß der Anamnese nie allein gegessen worden. Eine kontrollierte Exposition konnte nicht durchgeführt werden. Vier der fünf Personen mit fraglicher Nahrungsmittelallergie lebten in Gaubin und arbeiteten im Gaubin Hospital. Der Verdacht auf allergisch bedingte Nahrungsmittelunverträglichkeiten trat somit höchst signifikant ($p<0{,}0001$) häufiger in Gaubin als in den anderen untersuchten Dörfern auf (Fisher's exact test).

3.1.7 Kontaktallergien – Typ IV Allergien

Die Studie befasst sich zwar im wesentlichen mit Erkrankungen des atopischen Formenkreises, doch wurden die Probanden im Rahmen der Anamnese auch nach anderen Leiden befragt. Keiner der Untersuchten machte Angaben, die in Richtung Kontaktallergien deuten.

3.2 Haut Testung: Die Prick Ergebnisse

3.2.1 Überblick über die Prick Ergebnisse

Von 243 (bei den Milben 244) der 248 Probanden liegen Prick Ergebnisse aus dem Jahr 1996/97 vor. Im Jahr 2001/02 wurden weitere 143 Probanden getestet. Ihre Hautreaktionen sind der Vollständigkeit halber ebenfalls aufgeführt. Da es sich jedoch bei den 143 Personen um ein anderes Kollektiv handelt, wurden keine Korrelationen mit dem Hauptkollektiv der 248 Probanden vorgenommen.

Quaddeldurchmesser von 2 mm (bzw. 3 mm, s.u.) oder darüber sind als positiv bewertet. Aufgrund des dunklen Hautkolorits der Untersuchten konnte nur in wenigen - nicht für eine statistische Bewertung ausreichenden – Fällen ein Reflexerythem abgelesen werden. Tabelle 1 kann entnommen werden, welche 21 Allergene getestet wurden, und wie die Stärke der Hautreaktionen ausfiel. Die durchschnittliche Histamin-Quaddelgröße (Positivkontrolle) belief sich auf 5,4 (±1,2) mm. In der Negativkontrolle mit isotoner Natrium-Chlorid Lösung zeigten zwei Probanden kleine Quaddeln von 2 mm Durchmesser.

	Jahr	n	\multicolumn{10}{c}{Quaddeldurchmesser}									
			0-1 mm	2 mm	3 mm	4 mm	5 mm	6 mm	7 mm	8 mm	9 mm	10 mm
KONTROLLEN												
Histamin (Positivkontr.)	1997	247			1	5	44	87	63	40	6		1
NaCl (Negativkontr.)	1997	243	241	2								
AEROALLERGENE												
Dermatophagoides pt.	2002	143	80	6	10	12	13	9	4	5	2	2
Dermatophagoides pt.	1997	244	191	13	15	11	5	3	2	2	1	1
Blomia tropicalis	2002	143	97	8	15	6	8	5	2	2		
Dermatopphgoides fa.	1997	244	199	11	17	8	5		2	2		
Kakerlake, Allergophar.	2002	143	115	6	16	4	2					
Kakerlake, Stallergene	2002	143	122	7	5	5	2	1		1		
Cladosporum herbarum	2002	143	141			2						
Gräserpollenmischung	2002	143	141	2								
Gräserpollenmischung	1997	243	239	1		2	1					
Beifußpollen	1997	243	239	1		2			1			
Hundeepithelien	1997	243	239	1		3						
Rattenepithelien	1997	243	241		2							
Katzenepithelien	1997	243	242	1								
Schweineepithelien	2002	143	142	1								
Hühnerfedern	2002	143	143									
NAHRUNGSMITTEL												
Hühnerei	1997	243	240	1	1	1						
Kuhmilch	1997	243	242			1						
Dorsch	1997	243	241	1					1			
Banane	2002	143	142	1								
DIVERSE ALLERGENE												
Epidermophyton flocco.	2002	143	126	2	6	3	2	1	2			1
Trichophyton rubrum	2002	143	128	5	1	4	2		3			
Trichophyton mentagr.	2002	143	133	2	4	3				1		
Latex	2002	143	143									

Tab. 1: Prick Ergebnisse aus den Jahren 1996/97 und 2001/02. Angegeben sind die durch die 21 getesteten Allergenlösungen hervorgerufenen Quaddeldurchmesser in mm.

3. Ergebnisse

Lediglich die drei Milbenspezies (Dermatophagoides pteronyssinus, Dermatophagoides farinae und Blomia tropicalis) und Kakerlaken (Testjahr 2001/02) riefen häufig positive Prick Reaktionen hervor. Diese waren zudem teilweise sehr ausgeprägt (vgl. Kap. 3.2.2.1). Ob positive Resultate auf Dermatophytenextrakte (hier getestet: Epidermophyton, Trichophyton Spezies) mit Typ I Allergien assoziiert sind, ist streitig. Sicher ist jedoch, dass positive Reaktionen auf Pilzinfekte der Haut (Dermatomykosen) verweisen. In der folgenden Abbildung 18 ist aufgeführt, wie viel Prozent der Untersuchten im Prick auf das jeweilige Allergen eine positive Hautreaktion ≥ 3 mm entwickelten.

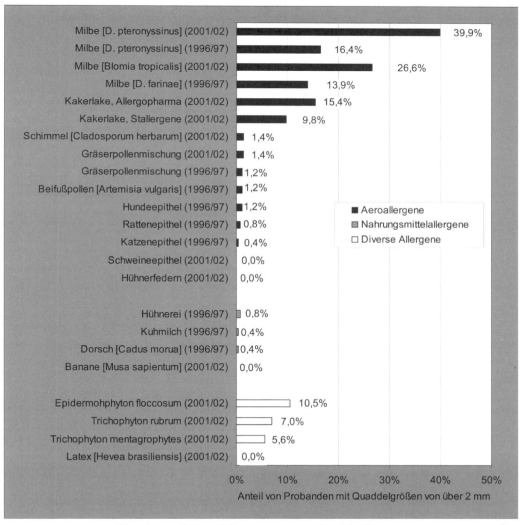

Abb. 18: Prick Sensibilisierung gegenüber 21 Allergenen (cutoff = positive Hautreaktionen ≥ 3 mm). Fallzahl im Kollektiv des Jahres 1996/97 n1 = 243-247 und im Kollektiv des Jahres 2001/02 n2 = 143.

3.2.2 Prick Ergebnisse auf Hausstaubmilbenextrakte

3.2.2.1 Häufigkeit und Stärke positiver Hautreaktionen

In der Prick Testung (Jahr 1996/97) reagierten 22% (53/244) der Probanden auf D. pt. und 18% (45/244) auf D. fa. Als positiv wurden Quaddeln mit einem Durchmesser von 2 mm und darüber bewertet. Größen um 1 mm wurden als negativ eingestuft. Der prozentuale Anteil der ermittelten Quaddelgrößen unter den Probanden kann Abb. 19 entnommen werden (n = 244). Für vier Personen liegen keine Prick Ergebnisse vor.

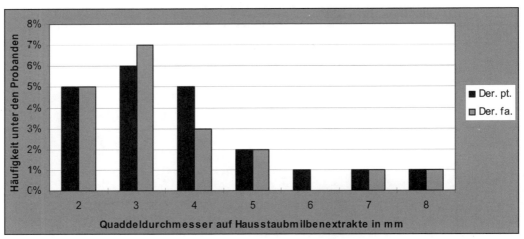

Abb. 19: Prick Resultate auf Hausstaubmilben. Prozentualer Anteil der ermittelten Quaddeldurchmesser (in mm) unter 244 Probanden (Dermatophagoides pteronyssinus und Dermatophagoides farinae).

Die stärkste Hautreaktion bei D. fa. zeigten zwei Probanden mit Quaddeldurchmessern von 8 mm. Bei D. pt. wies ein Untersuchter eine 9 mm, und ein anderer eine 10 mm große Quaddel auf, welche aus rundungstechnischen Gründen (nur 0,4% der Untersuchten) nicht in Abb. 19 aufgeführt sind.

Auffällig sind die höheren Werte auf D. pt. im Testkollektiv des Jahres 2001/02. Einen Quaddeldurchmesser von $\geq$ 3 mm wiesen 1996/97 nur 16,4% der Probanden auf, 2001/02 jedoch 39,9%. Auch die Reaktionen auf Blomia tropicalis waren beträchtlich: insgesamt 26,6% von 143 Personen zeigten im Jahr 2001/02 eine Hautreaktion von $\geq$ 3 mm.

3.2.2.2 Sehr hohe Korrelation der Prick Ergebnisse von Dermatophagoides pteronyssinus und Dermatophagoides farinae

Für D. pt. und D. fa. (1996/97) liegt eine sehr hohe Korrelation (r = 0,86) der durch Hauttestung hervorgerufenen Quaddelgrößen vor (höchst signifikant mit p < 0,001). Dies ist in Abb. 20 in einem Streuungsdiagramm dargestellt. Da aus dem Korrelations-

3. Ergebnisse

diagramm nicht ersehen werden kann, wie oft die einen Punkt darstellende Merkmalskombination auftrat, wurde eine Kontingenztafel in analoger Anordnung zu dem Korrelationsdiagramm erstellt (Tab. 2).

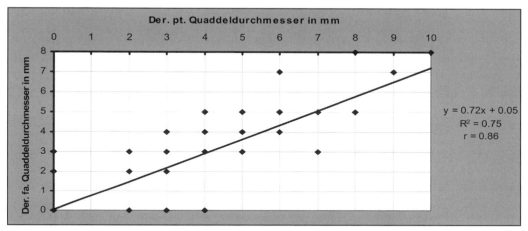

Abb. 20: Korrelation der Quaddeldurchmesser auf Dermatophagoides pteronyssinus und Dermatophagoides farinae im Streuungsdiagramm. Die Steigung der Regressionsgeraden beträgt 0,72 und der Korrelationskoeffizient 0,86 (p < 0,001) (n=244).

Der. fa. Quaddeld. in mm	Dermatophagoides pteronyssinus Quaddeldurchmesser in mm											Summe
	0	1	2	3	4	5	6	7	8	9	10	
8									1		1	2
7							1			1		2
6												0
5					1	1	1	1	1			5
4			2	2	3	1						8
3	2		4	4	5	1		1				17
2	4		4	3								11
1												0
0	185		5	6	3							199
Summe	191	0	13	15	11	5	3	2	2	1	1	244

Tab. 2: Korrelation der Quaddeldurchmesser auf Dermatophagoides pteronyssinus und Dermatophagoides farinae in einer Kontingenztafel. Die analoge Darstellung zu Abb. 20 zeigt die Häufigkeiten der im Streuungsdiagramm als Punkte angegebenen Merkmalskombinationen auf.

Die Reaktionen auf D. pt. waren im Schnitt etwas ausgeprägter als die auf D. fa. (vgl. Steigung der Regressionsgeraden = 0,72). Bei 76% (185/244) der Probanden zeigte sich weder auf D. pt. noch auf D. fa. ein positiver Hauttest. Weitere 16% (39/244) reagierten sowohl auf D. pt. als auch auf D. fa., 6% (14/244) ausschließlich auf D. pt. und 2% (6/244) lediglich auf D. fa.

3.2.3 Prick Ergebnisse auf Kakerlakenextrakte

Im Jahr 2001/02 wurden 143 Personen auf Kakerlakenextrakte (Blattella germanica) sowohl vom Hersteller Allergopharma als auch Stallergene getestet. Die durch die Lösungen der beiden Anbieter hervorgerufenen Hautreaktionen korrelierten stark ($r=0{,}77$; $p<0{,}01$). Bei Heranziehung eines cutoff von 2 mm waren 19,6% der Probanden gegen Kakerlake, Allergopharma, und 14,7% gegen Kakerlake, Stallergene, sensibilisiert. Die Werte für einen cutoff von 3 mm beliefen sich auf 15,4% für Allergopharma und 9,8% für Stallergene. Die exakte Aufschlüsselung positiver Prick Reaktionen gegenüber den beiden Kakerlakenextrakten kann Abb. 21 entnommen werden.

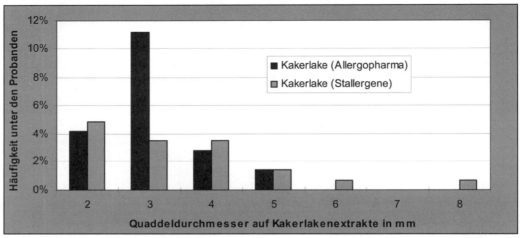

Abb. 21: Prick Ergebnisse auf Kakerlaken. Prozentualer Anteil der ermittelten Quaddeldurchmesser (in mm) unter 143 Probanden (Extrakte von Allergopharma und Stallergene).

3.3 In-vitro Testung: Gesamt IgE und spezifisches IgE (RAST)

3.3.1 Gesamt IgE Werte

Bei der Betrachtung des Gesamt-IgE aller Probanden ($n = 248$) fielen deutlich erhöhte Werte auf. In Abb. 22 ist das Gesamt-IgE von 247 Personen angeordnet nach Höhe der Messwerte dargestellt.

Das arithmetische Mittel belief sich auf 2288 ($\pm$ 3281) kU/l, der Median auf 1155 kU/l. Das im Vergleich zum Median größere arithmetische Mittel weist auf eine linkssteile Häufigkeitsverteilung und Ausreißer auf der Seite der sehr stark erhöhten Gesamt-IgE Werte hin. Als niedrigster Messwert fand sich ein Gesamt-IgE von 41 kU/l, als höchster 31400 kU/l. Letztgenannter Wert ist aus Skalierungsgründen nicht in Abb. 22 dargestellt. Die Spannweite belief sich somit auf 31359 kU/l. In nur 4% der Fälle (10/248) lag der Wert unter 100 kU/l und war somit im für westliche Länder definierten Normbereich. Ein Gesamt-IgE zwischen 100 und 2000 kU/l wiesen 65% (160/248), zwischen 2001

3. Ergebnisse 35

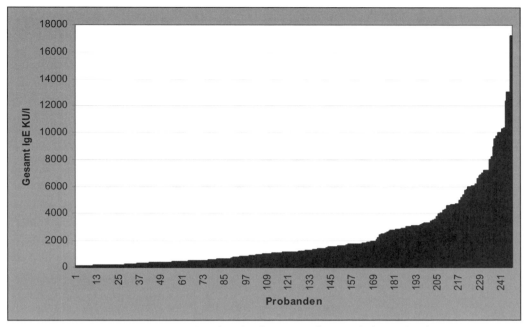

Abb. 22: Gesamt-IgE von 247 Probanden (kU/l), angeordnet nach der Höhe der Messwerte. Es fand sich ein arithmetisches Mittel von 2288 (± 3281) kU/l, und ein Median von 1155 kU/l. In nur 4% der Fälle (10/248) lag das Gesamt-IgE unter 100 kU/l.

und 4000 kU/l 15% (36/248), zwischen 4001 und 6000 kU/l 7% (17/248), zwischen 6001 und 8000 kU/l 4% (11/248) und über 8001 kU/l 6% (14/248) der Probanden auf. Bei 75% der Personen (187/248) fand sich ein Wert >400 kU/l.

3.3.2 Spezifisches IgE - RAST Ergebnisse

3.3.2.1 Überblick über die Sensibilisierungshäufigkeiten

Die folgende Abbildung 23 gibt einen Überblick über die prozentuale Sensibili-sierungshäufigkeit gegen die 20 getesteten Antigene unter den Probanden (n=248). Als sensibilisiert galten Personen mit den RAST Klassen 1-6.

Gegen Spulwürmer waren 82% (203/248) der Untersuchten sensibilisiert. Gegen die Aeroallergene D. pt., D. fa. und Schabe fanden sich die mit Abstand häufigsten Sensibilisierungen. Unter den Nahrungsmitteln kam der Banane und der Süßkartoffel eine herausragende Bedeutung zu. Eine detaillierte Betrachtung der Sensibilisierungshäufigkeiten schließt sich in den Kapiteln 3.3.2.2 bis 3.3.2.8 an.

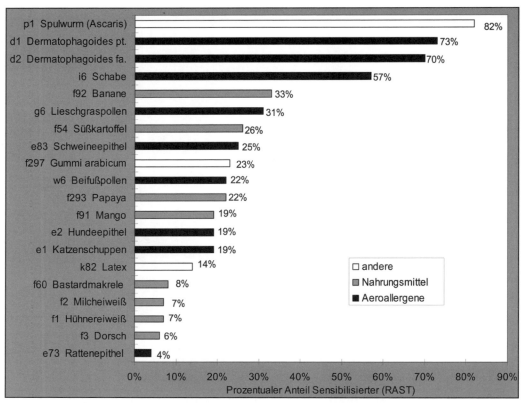

Abb. 23: RAST Ergebnisse gegenüber 20 Allergenen. Prozentualer Anteil Sensibilisierter unter 248 Probanden (absteigende Anordnung). Die höchsten Raten traten bei Ascaris lumbricoides, den Aeroallergenen D. pt., D. fa. und Schabe auf. Als sensibilisiert galten Personen der RAST Klassen 1-6.

3.3.2.2 Sensibilisierungen gegen Hausstaubmilben

Häufigkeit und Stärke der Sensibilisierungen

Insgesamt 73% (180/248) der Untersuchten wiesen Antikörper (RAST Klasse 1-6) gegen Dermatophagoides pteronyssinus (D. pt.) auf. Gegen Dermatophagoides farinae (D. fa.) waren 70% (174/248) der Personen sensibilisiert. Abbildung 24 zeigt den prozentualen Anteil der jeweiligen RAST Klassen unter den Probanden (n=248). Es ist ein sehr ähnliches Muster der Sensibilisierungsstärken für beide Milbenspezies erkennbar.

Achtunddreißig Prozent (94/248) der Probanden wiesen RAST Klasse 2 gegen D. pt. und 37% (91/248) RAST Klasse 2 gegen D. fa. auf. An zweiter Stelle folgte die Gruppe der Nichtsensibilisierten mit 27% (68/248) für D. pt. und 30% (74/248) für D. fa.. Auch RAST Klasse 3 war mit 17% (41/248) für D. pt. und 20% (49/248) für D. fa. häufig vertreten. Von den 248 Untersuchten zeigten drei die RAST Klasse 6 gegen Der. pt und drei RAST Klasse 6 gegen D. fa. Nach Ascaris lumbricoides lagen somit für die beiden

3. Ergebnisse

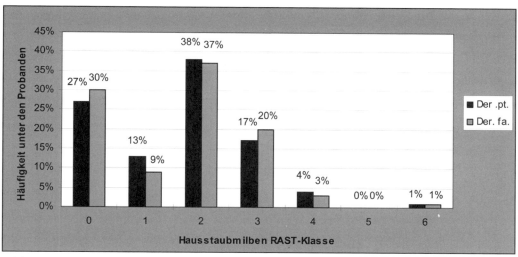

Abb. 24: Dermatophagoides pteronyssinus und Dermatophagoides farinae: Prozentualer Anteil der gemessenen RAST Klassen unter 248 Probanden. Es ist ein sehr ähnliches Muster der Sensibilisierungsstärken für beide Milbenspezies erkennbar.

Milbenspezies die häufigsten und stärksten Sensibilisierungen aller 20 gemessenen Allergene vor.

Sehr hohe Korrelation der RAST Klassen beider Hausstaubmilbenspezies

Abbildung 25 verdeutlicht die sehr hohe Korrelation (Korrelationskoeffizient r = 0.90) der RAST Ergebnisse von D. pt. und Der. fa (Zusammenhang höchst signifikant mit p < 0,001). Da aus dem Streuungsdiagramm nicht ersehen werden kann, wie oft die einen Punkt darstellende Merkmalskombination auftrat, wurde eine Kontingenztafel in analoger Anordnung zu dem Korrelationsdiagramm erstellt (Tab. 3).

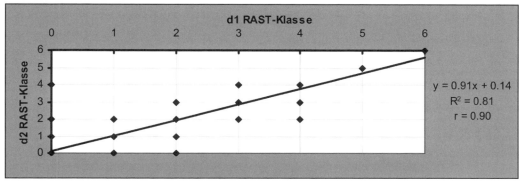

Abb. 25: Korrelation der RAST Klassen von Dermatophagoides pteronyssinus (d1) mit denen von Dermatophagoides farinae (d2) im Streuungsdiagramm. Die Steigung der Regressionsgeraden beträgt 0,91 und der Korrelationskoeffizient 0,90 (p < 0,001).

d2 RAST-Klasse	d1 RAST-Klasse 0	1	2	3	4	5	6	Summe
6							3	3
5						1		1
4	1			2	4			7
3			11	33	5			49
2	1	5	78	6	1			91
1	7	13	3					23
0	59	13	2					74
Summe	68	31	94	41	10	1	3	**248**

Tab. 3: Korrelation der RAST Klassen von Dermatophagoides pteronyssinus (d1) mit denen von Dermatophagoides farinae (d2) in einer Kontingenztafel. Die analoge Darstellung zu Abb. 25 zeigt die Häufigkeiten der im Streuungsdiagramm als Punkte angegebenen Merkmalskombinationen auf.

Bei 191 von 248 Personen (77%) stimmen die RAST Klassen von D. pt. exakt mit denen von D. fa. überein. In weiteren 21% (52/248) der Fälle lag eine Diskrepanz von einer RAST Klasse zwischen den beiden Spezies und lediglich in 2% (5/248) der Fälle betrug die Differenz mehr als eine RAST Klasse.

Insgesamt 67% (165/248) der Probanden waren sowohl gegen D. pt. als auch gegen D. fa. sensibilisiert, 24% (59/248) gegen keine der beiden Spezies, 6% (15/248) nur gegen D. pt., und 4% (9/248) allein gegen D. fa. Die Steigung der Regressionsgeraden von 0,91 spiegelt die im Vergleich zu D. pt. etwas geringere Sensibilisierung gegen D. fa. wider.

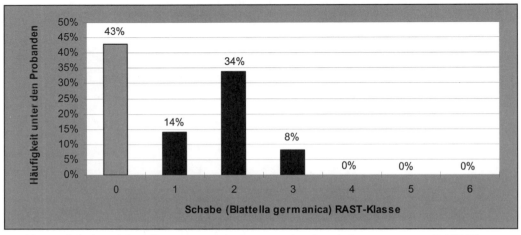

Abb. 26: Schaben (Blattella germanica): Prozentualer Anteil der gemessenen RAST Klassen unter 248 Probanden (Abhandlung s. folgende Seite).

3.3.2.3 Sensibilisierungen gegen Schaben

Kakerlaken sind in den Dörfern in großer Zahl anzutreffen. Gegen Blattella germanica waren 57% (142/248) der Probanden sensibilisiert. Abb. 26 stellt den prozentualen Anteil der gemessenen RAST Klassen unter den Probanden (n=248) dar.

Ein Untersuchter wies RAST Klasse 5, ein anderer RAST Klasse 6 auf. Diese beiden am stärksten sensibilisierten Personen sind aus rundungstechnischen Gründen in Abb. 26 nicht dargestellt.

3.3.2.4 Sensibilisierungen gegen Nahrungsmittel

Tabelle 4 zeigt die getesteten Nahrungsmittel, geordnet nach der prozentualen Häufigkeit von Sensibilisierungen unter den Probanden (n=248). Die Sensibilisierungsstärke geht aus den jeweiligen RAST Klassen hervor.

	RAST-Klasse							Summe Sensibilisierter
	0	1	2	3	4	5	6	
Banane	166	22	45	11	4			33% (82/248)
Süßkartoffel	183	27	28	9	1			26% (65/248)
Papaya	193	17	28	8	2			22% (55/248)
Mango	201	15	23	7	2			19% (47/248)
Bastardmakrele	229	12	7					8% (19/248)
Milcheiweiß	231	9	4	4				7% (17/248)
Hühnereiweiß	231	11	6					7% (17/248)
Dorsch	232	10	4	2				6% (16/248)

Tab. 4: RAST Ergebnisse auf acht Nahrungsmittel, geordnet nach der prozentualen Häufigkeit von Sensibilisierungen unter 248 Probanden.

Mit 33% (82/248) lagen gegen die Banane am häufigsten von allen getesteten Nahrungsmitteln Sensibilisierungen vor. Auch die Sensibilisierungsstärke war mit elf Personen der RAST Klasse 3 und 4 Personen der RAST Klasse 4 am höchsten. Jedoch klagte kein einziger Untersuchter über eine Unverträglichkeitsreaktion nach dem Verzehr von Bananen. Von den Untersuchten wiesen 26% (65/248) Antikörper gegen Süßkartoffel auf, eine Person sogar RAST Klasse 4. Die beiden Probanden, bei denen eine Süßkartoffelallergie nicht auszuschließen war (vgl. Kap. 3.1.6), befanden sich in der Gruppe der neun Personen mit RAST Klasse 3. An dritter Stelle der Sensibilisierungshäufigkeiten folgte mit 22% (55/248) die Papaya. Von 248 Probanden gab einer anamnestisch eine Papayaunverträglichkeit an; seine Sensibilisierung war mit RAST Klasse 1 nur schwach (vgl. Kap. 3.1.6). Antikörper gegen Mango wiesen 19% (47/248) der Untersuchten auf. Einer der 248 Probanden gab anamnestisch eine nicht objektivierbare, einmalige Urtikaria nach Mangogenuss an; eine Sensibilisierung gegen Mango lag nicht vor (vgl. Kap. 3.1.6). Die niedrigsten Sensibilisierungsraten (unter 10%) fanden sich für Fisch (8% bei Bastardmakrele, 6% bei Dorsch), Milch- und Hühnereiweiß (je 7%).

3.3.2.5 Sensibilisierungen gegen Tierepithelien

Tabelle 5 führt die getesteten Tierepithelien bzw. Schuppen, geordnet nach der prozentualen Häufigkeit von Sensibilisierungen auf.

	RAST-Klasse							Summe Sensibilisierter
	0	1	2	3	4	5	6	
Schweineepithel	187	21	35	5				25% (61/248)
Hundeepithel	200	23	24	1				19% (48/248)
Katzenschuppen	202	27	15	4				19% (46/248)
Rattenepithel	238	8	2					4% (10/248)

Tab. 5: RAST Ergebnisse auf vier Arten von Tierepithelien, geordnet nach der prozentualen Häufigkeit von Sensibilisierungen unter den Probanden (n=248).

Mit 25% (61/248) steht die Sensibilisierungsrate gegen Schweineepithel noch vor Hundeepithel mit 19% (48/248) und Katzenschuppen mit 19% (46/248) an erster Stelle unter den getesteten Tierepithelien. Von den Hundebesitzern wiesen 19% (24/124) Antikörper gegen Hundeepithel und von den Katzenbesitzern 21% (18/87) Antikörper gegen Katzenschuppen auf. Die genannten Tierhalter waren somit nicht signifikant häufiger gegen die jeweiligen Antigene sensibilisiert als der Durchschnitt aller Probanden. Obwohl in mindestens in 91% (225/248) der Hütten Ratten vorkommen (diese Zahlen beruhen auf Informantenangaben), fand sich eine nur relativ seltene Sensibilisierung gegen Rattenepithel von 4% (10/248).

3.3.2.6 Sensibilisierungen gegen Pollen

Tabelle 6 zeigt die prozentuale Häufigkeit von Sensibilisierungen gegen die Pollen von Lieschgras (Phleum pratense) und Beifuß (Artemisia vulgaris) unter den Probanden (n=248).

	RAST-Klasse							Summe Sensibilisierter
	0	1	2	3	4	5	6	
Lieschgraspollen	170	19	43	10	4	2		31% (78/248)
Beifußpollen	193	18	30	6	1			22% (55/248)

Tab. 6: RAST Ergebnisse auf Lieschgraspollen und Beifußpollen. Prozentuale Häufigkeit von Sensibilisierungen unter 248 Probanden.

Gräserpollen: Von den Untersuchten wiesen 31% (78/248) Antikörper gegen die Pollen von Phleum pratense auf, wobei sechs Probanden die RAST Klasse 4 oder 5 erreichten. Von den vier Personen, die in der Prick Testung auf die Gräsermischung reagiert hatten, war lediglich eine mit RAST Klasse 3 gegen Phleum pratense sensibilisiert.

Kräuterpollen: Gegen Artemisia vulgaris zeigte sich mit 22% (55/248) eine geringere Sensibilisierungshäufigkeit und -stärke als gegen Lieschgras (31%). Keine der vier

Personen, die in der Prick Testung auf Beifuß reagiert hatten, war gegen Artemisia vulgaris sensibilisiert.

3.3.2.7 Sensibilisierungen gegen Latex

Antikörper gegen Latex wiesen 14% (35/248) der Untersuchten auf. RAST Klasse 1 fand sich bei 7% (17/248), Klasse 2 bei 6% (16/248), Klasse 3 und 4 bei unter 1% (jeweils 1 Person) der Probanden.

Die Häufigkeit der Latex sensibilisierten Personen weicht zwischen den fünf verschiedenen Dörfern nicht wesentlich voneinander ab. Betrachtet man jedoch die 18 stärker sensibilisierten Probanden (also RAST Klasse 2, 3 und 4) und stellt sie den 230 nicht bzw. schwach sensibilisierten Personen (RAST Klasse 0 bzw. 1) gegenüber, so zeigt sich ein anderes Bild: In Gamog, dem abgelegensten und Fremdeinflüssen am wenigsten ausgesetzten Dorf, treten mittelstarke und starke Sensibilisierungen gegen Latex mit 1,7% (1/58) seltener auf, als im Durchschnitt aller anderen Dörfer, wo sich der Anteil auf 8,9% (17/190) belief. Diese Diskrepanz war jedoch nicht signifikant.

Lediglich einer der 248 Probanden gab eine Symptomatik bei Kontakt mit Latex an. Es handelte sich hierbei um den 25-jährigen OP Pfleger des Gaubin Hospital, der eine Sensibilisierung der RAST Klasse 2 aufwies. Er klagte über Niesreiz und Atemnot mit Stridor besonders beim Verpacken gepuderter Latexhandschuhe (vgl. Kap. 3.5.3).

3.3.2.8 Sensibilisierungen gegen Gummi arabicum

Auf KarKar zeigten 23% (56/248) der Untersuchten eine Sensibilisierung gegen Gummi arabicum. RAST Klasse 1 fand sich bei 6% (14/248), Klasse 2 bei 11% (28/248), Klasse 3 bei 4% (10/248) Klasse 4 bei 1% (3/248), Klasse 5 bei 0% (1/248) und Klasse 6 bei keinem (0/248) der Probanden.

3.4 Zusammenfassung von Prick- und RAST-Ergebnissen[3]

3.4.1 Prick- und RAST-Ergebnisse auf Aeroallergene

Der Überbegriff „Aeroallergen" bezeichnet eine Vielzahl volatiler Substanzen, die eine spezifische erworbene Immunantwort auslösen können (meist an Schleimhäuten des Atemtraktes). Von den 248 Probanden wiesen 26% (64/248) einen positiven Prick Test (≥ 2 mm) auf mindestens eines der sieben Aeroallergene (D. pt., D. fa., Beifuß, Gräsermischung, Hund, Katze, Ratte) auf. Wertet man erst einen Quaddeldurchmesser von ≥ 3 mm als positiv, so waren 20% (50/248) der Personen im Prick sensibilisiert. Ein positives RAST Ergebnis (RAST Klasse > 0) auf mindestens eines der zehn getesteten Aeroallergene (D. pt., D. fa., Beifuß, Lieschgras, Hundeepithel, Rattenepithel; Schweineepithel, Katzenepithel, Schabe, Latex) zeigten 82% (204/248) der Untersuchten.

---

3. Da es sich bei den Prick Ergebnissen des Jahres 2001/02 um ein anderes Probandenkollektiv handelt, sind die Werte an dieser Stelle nicht berücksichtigt.

Somit waren 83% (207/248) der Probanden gegen Aeroallergene im Prick und/oder RAST sensibilisiert. Dieser Wert ist für einen Prick cutoff von ≥ 2 mm bzw. ≥3 mm identisch. Das Ergebnis ist in Abb. 27 dargestellt.

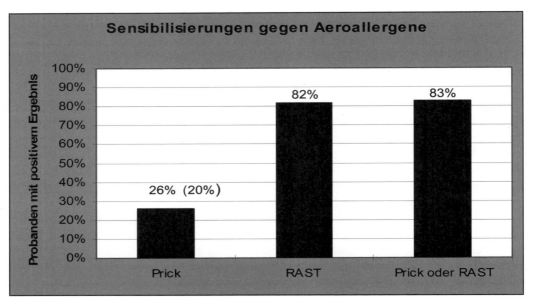

Abb. 27: *Häufigkeit der Sensibilisierung gegen mindestens ein Aeroallergen in Prick bzw. RAST. Prozentualer Anteil von Probanden mit positiven Prick- (≥ 2 mm) bzw. RAST-Ergebnissen (RAST Klasse > 0) gegen mindestens eines der getesteten Aeroallergene*[4].

3.4.2 Prick- und RAST-Ergebnisse auf Nahrungsmittel

Von den 248 Probanden wiesen 2% (6/248) einen positiven Prick Test (≥ 2 mm) auf mindestens eines der drei Nahrungsmittelallergene (Hühnerei, Dorsch, Kuhmilch) auf[5]. Ein positives RAST Ergebnis (RAST Klasse > 0) auf mindestens eines der acht getesteten Nahrungsmittelallergene (Hühnereiweiß, Dorsch, Milcheiweiß, Süßkartoffel, Makrele, Mango, Banane, Papaya) zeigten 43% (107/248) der Untersuchten. Somit waren 44% (109/248)[6] der Probanden gegen Nahrungsmittelallergene im Prick und/oder RAST sensibilisiert[7] (vgl. Abb. 28).

Vergleicht man die getesteten Sensibilisierungen gegen Aeroallergene mit den getesteten Sensibilisierungen gegen Nahrungsmittelallergene, so zeigt sich, dass wesentlich

---

4. Bei den Prick Resultaten ist in Klammern der Probandenanteil mit positiver Hautreaktion beim Zugrundelegen eines cutoff von größer/gleich 3 mm angegeben.
5. bzw. 4/248 = 2% bei einem cutoff von größer/gleich 3 mm.
6. bzw. 108/248 für einen Prick cutoff von größer/gleich 3 mm.
7. Ob der Prick cutoff auf größer/gleich 2 oder 3 mm festgelegt wurde war bedeutungslos.

3. Ergebnisse 43

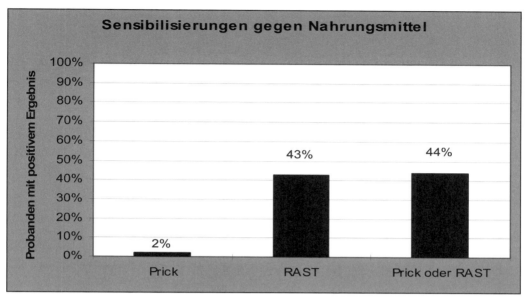

Abb. 28: Häufigkeit der Sensibilisierung gegen mindestens ein Nahrungsmittel in Prick bzw. RAST. Prozentualer Anteil von Probanden mit positiven Prick- (≥ 2 mm) bzw. RAST-Ergebnissen (RAST Klasse > 0) gegen mindestens eines der getesteten Nahrungsmittelallergene.

mehr Probanden gegen mindestens ein Aeroallergen als gegen mindestens ein Nahrungsmittelallergen sensibilisiert sind. Dies trifft sowohl für die Erhebung der Sensibilisierung mittels Prick als auch mittels RAST zu. Legt man beide Methoden für die Bestimmung der Sensibilisierung zugrunde, so sind annähernd doppelt so viele Probanden gegen Aeroallergene sensibilisiert wie gegen Nahrungsmittelallergene (83% versus 44%).

Bei der Einzelbetrachtung der drei Nahrungsmittel, die sowohl mittels Prick als auch mittels RAST getestet wurden, zeigten sich deutlich höhere Sensibilisierungswerte im RAST: Hühnereiweiß 7% (Prick: 1%, bei cutoff 2 oder 3 mm), Milcheiweiß 7% (Prick: 0%, bei cutoff 2 oder 3 mm) und Dorsch 6% (Prick: 1% bei cutoff 2 mm, 0% bei cutoff 3 mm).

3.4.3 Korrelation von Prick- und RAST-Ergebnissen beider Milbenspezies

Um einen Eindruck von der Korrelation der RAST Klassen mit den im Haut Prick Test gemessenen Quaddeldurchmessern zu erhalten, wurden die Wertepaare von Dermatophagoides pteronyssinus (Abb. 29) und Dermatophagoides farinae (Abb. 30) in Streuungsdiagramme eingetragen. Hierbei bezeichnet jeweils die x-Achse die RAST Klasse und die y-Achse die korrespondierenden Prick Ergebnisse. Die ermittelte Steigung der Regressionsgeraden beträgt 0.66 für D. pt. und 0.52 für D. fa. Statistisch erhöht sich somit bei D. pt. mit Zunahme der RAST Klasse um eine Stufe der Quaddeldurchmesser um 0,66 mm (bei D. fa. analog um 0,52 mm). Der Bravais Pearson´sche Korrelationskoeffizient r beträgt für D. pt. 0,47 und für Der. fa 0,45. Für beide Milbenspezies zeigte sich eine hohe Korrelation von RAST- und Prick-Ergebnissen (Irrtumswahrscheinlichkeit p in beiden Fällen < 0,001). Wie bereits angesprochen kann aus den Streuungsdiagrammen nicht ersehen werden, wie oft die einen Punkt darstellende Merkmalskombination auftrat. Deshalb wurde sowohl für D. pt. als auch für D. fa. eine Kontingenztafel in analoger Anordnung zu den Korrelationsdiagrammen erstellt (Tab. 7: D. pt., Tab. 8: D. fa.). Von je zwei Probanden der RAST Klassen zwei und drei lagen für beide Milbenspezies keine Prick Ergebnisse vor (in beiden Tabellen gekennzeichnet mit „kein Wert").

Korrelation von RAST und Prick bei Dermatophagoides pteronyssinus

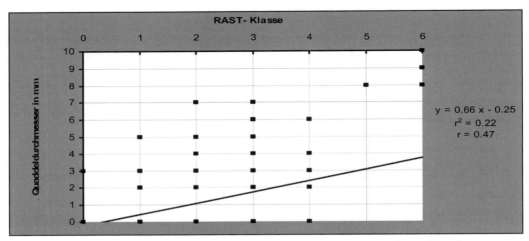

Abb. 29: Dermatophagoides pteronyssinus: Korrelation von RAST und Prick im Streuungsdiagramm. Die Steigung der Regressionsgeraden beträgt 0,66 und der Korrelationskoeffizient 0,47 (p < 0,001).

Quaddeldurchmesser in mm	RAST-Klasse							Summe
	0	1	2	3	4	5	6	
10							1	1
9							1	1
8						1	1	2
7			1	1				2
6				2	1			3
5		1	3	1				5
4			5	4	2			11
3	2	4	6	2	1			15
2		1	7	3	2			13
1								0
0	66	25	70	26	4			191
kein Wert			2	2				4
Summe	68	31	94	41	10	1	3	248

Tab. 7: Dermatophagoides pteronyssinus: Korrelation von RAST und Prick in einer Kontingenztafel. Die analoge Darstellung zu Abb. 29 zeigt die Häufigkeiten der im Streuungsdiagramm als Punkte angegebenen Merkmalskombinationen auf.

Korrelation von RAST und Prick bei Dermatophagoides farinae

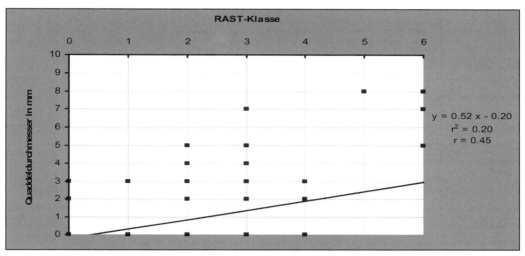

Abb. 30: *Dermatophagoides farinae*: Korrelation von RAST und Prick im Streuungsdiagramm. Die Steigung der Regressionsgeraden beträgt 0,52 und der Korrelationskoeffizient 0,45 (p < 0,001).

Quaddeldurchmesser in mm	RAST-Klasse							Summe
	0	1	2	3	4	5	6	
10								0
9								0
8						1	1	2
7				1			1	2
6								0
5			2	2			1	5
4			5	3				8
3	1	1	4	9	2			17
2	3		5	2	1			11
1								0
0	70	22	73	30	4			199
kein Wert			2	2				4
Summe	74	23	91	49	7	1	3	248

Tab. 8: *Dermatophagoides farinae*: Korrelation von RAST und Prick in einer Kontingenztafel. Die analoge Darstellung zu Abb. 30 zeigt die Häufigkeiten der im Streuungsdiagramm als Punkte angegebenen Merkmalskombinationen auf.

3.5 Die Personen mit einer atopischen Erkrankung

Die 18 Probanden, die anamnestische Angaben machten, die in Richtung einer atopischen Erkrankungen deuteten, sind in den Tabellen 10-12 aufgeführt. In der ersten Spalte finden sich die den Untersuchten zugeordneten Probanden-Nummern (Pr. Nr.). Es folgen die beklagten Symptome, unterteilt nach dem Ort ihrer klinischen Manifestation (Nase, Auge, Haut, Bronchialsystem). Sofern die Probanden bestimmte Auslöser für ihre Symptome verantwortlich machten, wurden diese in Klammern angegeben. Ein Sternchen (*) bezeichnet ein Bestehen der voranstehenden Manifestation seit der Kindheit. Die Bedeutung der Spalte „Gesamt-Beurteilung Klinik" kann einer Aufstellung in Kap. 3.5.2 entnommen werden.

Zunächst soll kurz auf diejenigen fünf der 18 Personen eingegangen werden, deren Symptome aller Wahrscheinlichkeit nach nicht allergologischen Ursprungs waren. Es handelt sich hierbei um die Probanden mit den Nummern 85, 44, 129, 225, und 13. Bei der weiteren Betrachtung wurden sie nicht zu der Gruppe der Personen mit atopischer Erkrankung gerechnet. Zur Verdeutlichung sind in den Tabellen 10-12 diese fünf Personen vom Kollektiv der Atopiker mit einem Strich getrennt.

Die Probanden Nr. 85 und 44 litten mit hoher Wahrscheinlichkeit nicht an allergischem, sondern intrinsischem Asthma bronchiale. Dies legt besonders die Anamnese nahe: Manifestation der Erkrankung erst mit 43 bzw. 55 Jahren, rezidivierende Atemwegsinfekte, negative Familienanamnese, keine Symptome bei Kontakt mit Pflanzen/ Tieren bzw. keine anderen erkennbaren allergologischen Auslöser. Es zeigten sich denn auch keine positiven Prick Reaktionen, die Sensibilisierung im RAST war niedrig (s. Tab. 11 und 12). Proband Nr. 44 war nur gering gegen Katzenschuppen, Hundeepithelien, Süßkartoffel (jeweils RAST Klasse 1) und Ascaris (RAST Klasse 2) sensibilisiert. Proband Nr. 85 wies ausschließlich spezifisches IgE gegen Ascaris auf (RAST Klasse 3).

Das sechsjährige Mädchen (Pr. Nr. 129) litt laut den Angaben seiner Mutter an Rhinorrhoe und gelegentlicher leichter Atemnot. Wie oft diese Symptome auftraten, konnte sie jedoch nicht angeben; ferner waren mehrere Aussagen widersprüchlich. Das Kind habe öfters Zeichen einer Bronchitis mit gelblichem Auswurf und Husten geboten. Ein allergologischer Auslöser war auch hier nicht eruierbar, die Familienanamnese war negativ. Wie bereits die Prick Testung, so lieferten auch die In-vitro Untersuchungen von Gesamt-IgE (mit 77 kU/l relativ niedrig) und spezifischem IgE (fehlender Antikörpernachweis gegen alle untersuchten Allergene) keinerlei Hinweise auf das Vorliegen einer atopischen Erkrankung (s. Tab. 11 und 12).

Zwei männliche Probanden (Nr. 225 und Nr. 13) klagten über Rhinorrhoe bzw. Niesreiz ohne erkennbare Auslöser. Bei genauer Befragung räumten jedoch beide ein, die Symptome würden eher dann auftreten, wenn sie unter einem Nasen-Racheninfekt litten (Pidgin: „iellowpela susu"). Ansonsten seien die Beschwerden wenig ausgeprägt. Andere klinische Hinweise auf eine atopische Erkrankung lagen nicht vor. Die Familienanamnese beider Personen war negativ, in der Prick Testung konnten keine positiven Hautreaktionen festgestellt werden. Aufgrund der geringen Ausprägung und Spezität der geschilderten Symptome scheint eine manifeste atopische Erkrankung eher unwahrscheinlich. Eine atopische Diathese bei gegebener Sensibilisierung (u.a. RAST Klasse 2 gegen beide Hausstaubmilbenspezies bei beiden Probanden) ist aber möglich. Die stark erhöhten Gesamt-IgE Werte können jedoch auch schlüssig durch eine Helminthose (Ascaris lumbricoides RAST Klassen 3 bzw. 4) erklärt werden (s. Tab. 10-12).

Unter allen Probanden (n=248) fanden sich letztlich nur elf (4,4%), bei denen die Diagnose einer atopischen Erkrankung zu stellen war. Weitere zwei Personen wurden je-

3. Ergebnisse 47

doch aufgrund ihrer Symptomatik einer möglicherweise IgE mediierten „airborn contact dermatitis" der Gruppe der elf Atopiker zugeordnet. Vereinfachend wird somit nachfolgend von dreizehn Personen mit atopischer Erkrankung gesprochen.

3.5.1 Die beklagten atopischen Symptome

Folgende Symptome wurden in der angegebenen Häufigkeit von den Personen mit atopischen Erkrankungen beklagt (oft lagen verschiedene Manifestationen bei einer Person vor).

Siebenmal Augentränen und/oder Augenrötung, sechsmal Atemnot (davon zweimal vergesellschaftet mit Stridor), sechsmal Rhinorrhoe und dreimal Niesreiz. Ferner dreimal Juckreiz der Haut, zweimal Quaddelbildung bei körperlicher Anstrengung und einmal Quaddelbildung im Wasser.

Hausstaub, diverse Pflanzen (u.a. Mangoblüten), Katzen(-epithelien), Schweine(-epithelien) und Latex wurden von Probanden verdächtigt Auslöser für ihre jeweilige Symptomatik zu sein (s. Tab. 10). Eine ausführliche Einzelbetrachtung der 13 Probanden mit atopischer Erkrankung erfolgt in Kap. 3.5.3.

3.5.2 Einteilung der Personen mit atopischer Erkrankung nach Stärke der klinischen Manifestationen

Gemäß den anamnestischen Angaben weisen von den 248 Probanden 13 (5,2%) eine atopische Erkrankung mit mehr oder weniger starker klinischer Manifestation auf. Diese 13 Probanden wurden in drei Gruppen mit vergleichbarem Schweregrad der klinischen Symptomatik eingeteilt. Vier Untersuchte (1,6%) zeigten eine geringgradige atopische Erkrankung, sechs (2,4%) eine mittelstarke atopische Erkrankung und drei (1,2%) eine schwere atopische Erkrankung. In den Tabellen 10-12 sind die 13 Probanden mit atopischer Erkrankung aufsteigend nach der schwere der Manifestationen (Pr. Nr. 40 bis Pr. Nr. 162) angeordnet. Die fünf Personen, die mit hoher Wahrscheinlichkeit trotz einer fraglichen atopischen Klinik (vgl. Kap. 3.5) nicht unter einer atopischen Erkrankung leiden, sind ebenfalls aufgeführt (Pr. Nr. 85 bis Pr. Nr. 13).

In der Spalte „Gesamtbeurteilung Klinik" in Tabelle 10 kommt folgenden Symbolen die angegebene Bedeutung zu:

    0   Mit hoher Wahrscheinlichkeit keine manifeste atopische Erkrankung.
    +   Geringgradige atopische Erkrankung:
          Symptome sind selten und von geringer Ausprägung.
          Die Lebensqualität war nicht eingeschränkt.
    ++   Mittelstarke atopische Erkrankung:
          Symptome sind selten und von mittelstarker Ausprägung.
          Die Lebensqualität war gering eingeschränkt.
    +++ Schwere atopische Erkrankung:
          Symptome sind häufig und von starker Ausprägung.
          Die Lebensqualität war deutlich eingeschränkt.

In Tabelle 11 ist die Familienanamnese (positiv = +, negativ = -), das Alter, Geschlecht und Gesamt-IgE der Probanden aufgeführt. Hierbei wurde die Anordnung der

Probanden analog Tabelle 10 beibehalten, also aufsteigend nach der Stärke der klinischen Manifestation. Die Prick Ergebnisse auf Hausstaubmilbenextrakte (D. pt. und Der. fa) sind jeweils in einer eigenen Spalte angegeben. Die anderen acht, seltener positive Hautreaktionen hervorrufenden Allergene (Beifußpollen, Gräserpollenmischung, Hühnerei, Dorsch, Kuhmilch, Hunde-, Katzen-, Rattenepithel), wurden in einer Spalte zusammengefasst und gesondert benannt. Die Testreaktion ist als Quaddeldurchmesser in Millimetern angegeben. Nur bei einigen weniger stark pigmentierten Personen konnte ein Reflexerythem abgelesen werden. Sein Durchmesser ist in Klammern hinter dem Quaddeldurchmesser vermerkt. Auch für die Prick Ergebnisse wurde eine Spalte „Gesamtbeurteilung" erstellt. Hierbei wurde ein gänzliches Ausbleiben von Hautreaktionen bei allen 10 Allergenen als „keine Reaktion" (0), Quaddeldurchmesser von 2-3 mm als „mittelstarke Reaktion" (+) und Quaddeldurchmesser über 3 mm als „starke Reaktion" (++) bezeichnet.

In Tabelle 12 sind schließlich die RAST Klassen der 20 getesteten Allergene aufgeführt. Die Allergene sind wie folgt abgekürzt:

d1	Dermatophagoides pteronyssinus	f60	Bastardmakrele (Trachurus japonicus)
d2	Dermatophagoides farinae	f91	Mango (Mangifera indica)
e1	Katzenschuppen	f92	Banane (Musa sapientum/paradisiaca)
e2	Hundeepithelien	f293	Papaya (Carica papaya)
e73	Rattenepithelien	f297	Gummi arabicum
e83	Schweineepithelien	g6	Lieschgras (Phleum pratense)
f1	Hühnereiweiß	i6	Küchenschabe (Blattella germanica)
f2	Milcheiweiß	k82	Latex (Hevea brasiliensis)
f3	Dorsch (Cadus morua)	p1	Ascaris
f54	Süßkartoffel (Ipomea batatas)	w6	Beifuß (Artemisia vulgaris)

Tab. 9: Abkürzungen der Antigene im RAST.

Bei der „Gesamtbeurteilung RAST" wurde sowohl der Sensibilisierungsbreite als auch der Sensibilisierungsstärke Rechnung getragen. Die RAST Klasse für Ascaris lumbricoides wurde hierbei aufgrund der fehlenden Relevanz im Hinblick auf eine atopische Erkrankung nicht berücksichtigt. In der Spalte „Gesamtbeurteilung RAST" kommt folgenden Symbolen die angegebene Bedeutung zu:

- 0 Keine Sensibilisierung.
- + Geringe Sensibilisierung:
  höchstens RAST Klasse 1 nachgewiesen.
- +– Deutliche Sensibilisierung:
  RAST Klasse 2 gegen mindestens 2 Allergene.
- +–+ Sehr starke Sensibilisierung:
  RAST Klasse 5 gegen mindestens 2 Allergene (Anmerkung: Pr. Nr. 28 wurde aufgrund der großen Sensibilisierungsbreite unter +++ eingeordnet).

Bei einer höheren Stufe der „Gesamtbeurteilung Klinik" lag tendenziell auch eine höhere Stufe der „Gesamtbeurteilung Prick bzw. RAST" vor. Die 13 Probanden mit atopischer Erkrankung werden nachfolgend einer genaueren Betrachtung unterzogen.

3. Ergebnisse

Pr. Nr.	Klinik: Manifestation von Symptomen an				Ges. Beurt. Klinik
	Nase	Augen	Haut	Bronchialsystem	
85				gelegentlich Atemnot	0
44				gelegentlich Atemnot	0
129	Rhinorrhoe			gelegentlich Atemnot	0
225	Rhinorrhoe				0
13	Niesreiz				0
40			Juckreiz (Schwein, Pflanzen)		+
139	Rhinorrhoe		Urticaria (im Wasser)		+
33	Niesreiz*+Rhinorrhoe*(Pflanz.)	Tränen+Rötung*	gelegentl. Juckreiz*+Rötung* (Pf.)		+
91	Rhinorrhoe (Mangoblüte)	Tränen (Mangoblüte)			+
53	Rhinorrhoe (Staub, Pflanzen)	Rötung *			++
170		Tränen (Staub)			++
208				gelegentlich Atemnot	++
219			Juckreiz* (Busch, ganzer Körper)		++
145		Tränen+Rötung	Urticaria (bei Anstrengung)		++
93			Urticaria (bei Anstrengung)	gelegentlich Atemnot	++
28	Niesreiz (Pflanzen)			Atemnot, Stridor (Pf.+Latex)	+++
43	Rhinorrhoe	Rötung (Pflanzen)		Atemnot	+++
162	Niesr.+Rhinorr.(Staub, Katze)	Tränen+Rötung		Atemnot, Stridor	+++

Tab. 10: Klinik von 18 Probanden mit allergieverdächtigen Symptomen. Die ersten fünf Personen leiden mit hoher Wahrscheinlichkeit nicht an einer atopischen Erkrankung (vgl. Kap. 3.5.). Falls ein Proband einen Auslöser benennen konnte, wurde er in Klammern hinter der geschilderten Klinik angegeben. Seit Kindheit bestehende Symptome sind mit einem Sternchen (*) gekennzeichnet (Bedeutung der Symbole der Spalte „Gesamtbeurteilung Klinik" s. Kap. 3.5.2).

Pr. Nr.	Familien- anamnese	Alter in Jahren	Ge- schlecht	Ges-IgE in kU/l	Prick Quaddeldurchmesser in mm			Ges. Beurt. Prick
					Der.pt.	Der.fa.	andere	
85	-	57	w	844				0
44	-	48	w	463				0
129	-	6	w	77				0
225	-	19	m	3590				0
13	-	30	m	1727				0
40	-	20	m	3245	4	3		++
139	-	45	m	1908	6 (25)	5 (25)		++
33	-	21	m	1418				0
91	-	74	m	3110	2			+
53	+	36	w	1810				0
170	-	33	w	444	5	4		++
208	+	25	m	6820	4 (16)	4 (16)		++
219	-	60	m	793			Beifuß=7mm (25)	++
145	-	24	m	5390	6	7		++
93	+	21	w	836	Urticaria factitia	Urticaria factitia	Urticaria factitia	U. factitia
28	-	25	m	1051		2	Dorsch=2mm	+
43	+	57	m	10020	10	8	Gräser=4mm	++
162	-	38	w	1767	8	5	Hundeep.=4mm	++

Tab. 11: Allergieverdächtige Probanden: Familienanamnese (Atopie), Alter, Geschlecht, Gesamt-IgE sowie Prick Ergebnisse auf zehn getestete Antigene. Falls ein Reflexerythem ablesbar war, wurde es in Klammer hinter dem Quaddeldurchmesser vermerkt (zur Bedeutung der Symbole der Spalte „Gesamtbeurteilung Prick" s. Kap. 3.5.2).

Pr. Nr.	c1	d2	e1	e2	e73	e83	f1	f2	f3	f54	f60	f91	f92	f293	f297	g6	i6	k82	p1	w6	Ges. Beurt. RAST
85																			3		0
44			1	1						1									2		+
129																					0
225	2	2					1			2	2					2	2	2	3	2	++
13	2	2	2	1		1			1	2		1	1	1		2	3	1	4	1	++
40	4	3	3			2											5		4	2	++
139	4	3	1			1				2		2	2	2	2	2	2	2	2	2	++
33	2	2								1			2	1	1	2	1		3		++
91	2	2				2				2		2	2	2	2	2	2	2	3		++
53	4	4																	3		++
170	3	3																			++
208	2	2	1	1													1	2	3		++
219																			3		0
145	3	3				1				1							1	2	4	2	++
93	3	3																	3		++
28	3	3	1	1	1	2			1	3	1	3	4	3		4	4	3	2	1	3 +++
43	6	6	3	2	1	3	1	1	1	3	2	3	3	3	3	3	6	3	4	3	+++
162	6	6															2		2	2	+++

Tab. 12: Allergieverdächtige Probanden: RAST Klassen auf 20 Allergene. Die Abkürzungen und Bedeutung der Symbole der Spalte „Gesamtbeurteilung RAST" sind in Kap. 3.5.2 erläutert.

3.5.3 Einzelbetrachtung der 13 Personen mit atopischer Erkrankung

Die vier Probanden mit geringgradiger atopischer Erkrankung

Der 20-jährige Proband Nr. 40, Arbeiter auf einer Kokosplantage und Besitzer vieler Schweine, war der einzige unter allen 248 Untersuchten, der Symptome beim Kontakt mit diesen Tieren angab. Sie würden bei ihm binnen einiger Minuten - ebenso wie gewisse nicht näher bestimmbare Pflanzen - Hautjuckreiz am gesamten Körper hervorrufen (ferner könnten die Schweine auch Überträger seiner lumbalen Tinea corporis gewesen sein). Auf Schweineepithelien wies er eine Sensibilisierung der RAST Klasse 2 auf. In der Prick Testung entwickelte er eine Quaddel von 4 mm Durchmesser auf D. pt. (RAST Klasse 4) und eine Quaddel von 3 mm Durchmesser auf D. fa. (RAST Klasse 3). Die Familienanamnese bezüglich atopischer Erkrankungen war negativ. Die Beurteilung seines mit 3245 kU/l stark erhöhten Gesamt-IgE im Hinblick auf eine Atopie gestaltet sich schwierig: Zwar wurde vom Probanden eine gegenwärtige Wurminfektion verneint, doch fand sich ein spezifisches IgE gegen Ascaris lumbricoides der RAST Klasse 4. Auffallend war ferner die starke Sensibilisierung gegen Schaben (i6) (RAST Klasse 5). Eine Airborne contact dermatitis auf Schweineepithelien oder Milben-Antigene, die an die Schweinehaare gekoppelt sein können, scheint vorzuliegen.

Der 45-jährige Proband Nr. 139 litt an einer gelegentlichen wässrigen Rhinorrhoe für die er selbst keinen Auslöser angeben konnte. In der Prick Testung zeigte sich jedoch eine starke Reaktion auf D. pt. mit einer Quaddel von 6 mm Durchmesser (RAST Klasse 4) und D. fa. mit einer Quaddel von 5 mm Durchmesser (RAST Klasse 3). In beiden Fällen war ein ausgeprägtes Reflexerythem von 25 mm ablesbar. Ferner beschrieb er eine Quaddelbildung beim Baden - sowohl im Meer als auch in Bächen. Der Untersuchte wies RAST Klasse 2 gegen Ascaris lumbricoides auf, verneinte es aber, je Parasiten im Stuhl gesehen zu haben. Bei der In-vitro Untersuchung zeigten sich u.a. Sensibilisie-

3. Ergebnisse 51

rungen gegen Süßkartoffel, Mango, Banane und Papaya (jeweils RAST Klasse 2). Nahrungsmittelunverträglichkeiten lagen nicht vor. Des weiteren wurde eine Sensibilisierung gegen Latex der RAST Klasse 2 festgestellt. Der Proband gab einen bereits länger zurückliegenden Aufenthalt im Gaubin Hospital wegen einer nicht näher beschriebenen Lebererkrankung (möglicherweise Hepatitis) an. Das Gesamt-IgE belief sich auf 1908 kU/l. Es scheint eine allergische Rhinitis bei Hausstaubmilben-Allergie vorzuliegen. Nebenbefundlich könnte der Proband an einer Kälteurtikaria leiden.

Der 21-jährige Proband Nr. 33, Krankenpflegeschüler des Gaubin Hospital, gab an, der Kontakt mit Staub (gelegentlich auch Pflanzen) führe bei ihm seit früher Kindheit zu Rhinorrhoe und Niesreiz, Augentränen sowie Augenrötung. Gelegentlich träte an der Haut auch vorübergehender Juckreiz und Rötung auf. Die Familienanamnese bezüglich atopischer Erkrankungen sei negativ. Im Prick Test zeigten sich zwar keine positiven Reaktionen, doch fanden sich im Serum Sensibilisierungen gegen beide Milbenspezies, Lieschgraspollen (jeweils RAST Klasse 2) und Gummi arabicum (RAST Klasse 1). Ferner lag eine Sensibilisierung der RAST Klasse 3 gegen Ascaris lumbricoides vor; eine frühere Wurmerkrankung wurde eingeräumt. Der Untersuchte war davon überzeugt, der Genuss von Dosenfisch würde seine Tinea corporis verstärken. Es lag ein Gesamt-IgE von 1418 kU/l vor. Eine Rhinokonjunktivitis allergica (Auslöser Hausstaubmilben, unwahrscheinlicher Pollen) scheint vorzuliegen.

Der 74-jährige Proband Nr. 91 (Bauer) klagte über Rhinorrhoe und Augentränen, regelmäßig und ausschließlich beim Kontakt mit Mangoblüten. In der Prick Testung fand sich lediglich eine geringe Reaktion auf D. pt. (Quaddeldurchmesser 2 mm). Im RAST wies der Proband Klasse 2 gegen Mango (als Nahrungsmittel!) und Lieschgras sowie beide Milbenspezies auf. Weitere Sensibilisierungen lagen gegen Süßkartoffel, Banane, Papaya, Schweineepithelien, Gummi arabicum, Schabe und auch Latex vor (jeweils RAST Klasse 2). Obwohl der Untersuchte angeblich nie Würmer im Stuhl gesehen hatte, waren Bauchschmerzen im Krankenhaus (Kontakt zu Latex?) mit Albendazol behandelt worden. Es fand sich RAST Klasse 3 gegen Ascaris lumbricoides. Das Gesamt-IgE lag bei 3110 kU/l. Gemäß den anamnestischen Angaben dürfte den Beschwerden eine Pollinosis bei Mangopollen-Allergie zugrunde liegen. In welchem Ausmaß die Sensibilisierung gegen Hausstaubmilben zu seiner Symptomatik beiträgt, ist schwer zu beurteilen.

Die sechs Personen mit mittelstarker atopische Erkrankung

Die 36-jährige Probandin Nr. 53 (Lehrerin) gab an, seit ihrer Kindheit unter durch Staub bzw. Hausstaub (seltener Pflanzen) bedingter Rhinorrhoe sowie Augenrötungen zu leiden. Vier ihrer sechs Kinder zeigten ähnliche Symptome. In der Prick Testung fanden sich zwar keine positiven Reaktionen, doch lag eine Sensibilisierung der RAST Klasse 4 gegen beide Milbenspezies vor. Bis auf Antikörper gegen Ascaris lumbricoides (RAST Klasse 3) fanden sich keine weiteren spezifischen IgE. Ein Gesamt-IgE von 1810 kU/l wurde nachgewiesen. Von einer den Symptomen zugrundeliegenden Hausstauballergie kann ausgegangen werden.

Die 33-jährige Probandin Nr. 170 (Hausfrau) klagte zum einen über Augentränen beim Kontakt mit Hausstaub und Staub allgemein, zum anderen über gelegentliche, spontan reversible Atemnot, besonders nachts. In der Prick Testung zeigte sich eine stark positive Reaktion auf D. pt. (Quaddeldurchmesser 5 mm) und D. fa. (Quaddeldurchmesser 4 mm). Eine entsprechende Sensibilisierung konnte im RAST für beide Milbenspezies nachgewiesen werden (jeweils Klasse 3). Da sich weder im Prick noch im RAST Hinweise auf andere Sensibilisierungen ergaben, kann von einer Hausstauballergie als Ursache für die genannte Klinik ausgegangen werden. Die Familienanamnese war negativ und das Gesamt-IgE mit 444 kU/l vergleichsweise niedrig. Die Probandin gehört scheinbar zu den wenigen Personen, die nicht an einer Spulwurminfektion leiden (Ascaris lumbricoides RAST Klasse 0). Ferner gab sie als einzige unter 248 Personen eine Chloroquin Unverträglichkeit an. Dieses Medikament führe bei ihr zu Übelkeit und Schwindel.

Der 25-jährige Proband Nr. 208 (Bauer) litt - wie schon seine Mutter – an gelegentlicher Atemnot, für die er selbst keinen Auslöser angeben konnte. Die Symptome träten plötzlich auf, würden aber meist binnen 30 Minuten wieder abklingen. In der Prick Testung entwickelte sich eine Quaddel von 4 mm Durchmesser mit einem Reflexerythem von 16 mm auf D. pt. und D. fa. Im RAST zeigte sich eine Sensibilisierung der Klasse 2 gegen beide Milbenspezies. Des weiteren fand sich eine geringe Sensibilisierung gegen Schabe, Katzen- und Hundeepithelien sowie Lieschgras. Der Untersuchte wies mit 6820 kU/l das zweit höchste Gesamt-IgE in der Gruppe der 13 Personen mit atopischer Erkrankung auf (nebenbefundlich RAST Klasse 3 gegen Ascaris lumbricoides). Ein allergisches Asthma bronchiale bei Hausstaubmilben-Allergie ist anzunehmen.

Der 60-jährige Proband Nr. 219 (Arbeiter auf einer Kokosnussplantage) klagte über bereits seit seiner Kindheit bestehenden, vorübergehenden Juckreiz am ganzen Körper bei Aufenthalt im Busch. Im Haus hingegen träten kaum Symptome auf. In der Prick Testung hatten von allen Personen (n=248) nur vier positive Reaktionen auf Beifuß gezeigt: Mit einem Quaddeldurchmesser von 7 mm wies Proband Nr. 219 im Vergleich mit den o.g. anderen drei Personen (2, 2 und 4 mm) die weitaus stärkste Testreaktion auf. Aufgrund des relativ hellen Hauttyps konnte ein ausgeprägtes zugehöriges Reflexerythem von 25 mm Durchmesser abgelesen werden. Im RAST waren bis auf Ascaris (Klasse 3) keine Sensibilisierungen - auch nicht gegen Beifuß - nachweisbar. Das Gesamt-IgE belief sich auf 793 kU/l, die Familienanamnese hinsichtlich Atopie war negativ. Es scheint eine Airborne contact dermatitis bei Pollenallergie vorzuliegen.

Der 24-jährige Proband Nr. 145 (Bauer) litt anamnestisch unter starker Konjunktivitis mit Augentränen ohne bekanntem Auslöser. Im Rahmen der Prick Testung bildeten sich ausgeprägte Quaddeln auf D. pt. (6 mm) und D. fa. (7 mm). Im RAST lag für beide Milbenspezies eine Sensibilisierung der Klasse 3 vor. Weitere spezifische IgE Antikörper fanden sich gegen Beifuß und Schabe (jeweils RAST Klasse 2) sowie gegen Lieschgras, Schweineepithelien und Süßkartoffel (jeweils RAST Klasse 1). Neben der offensichtlich auf einer Hausstauballergie beruhenden Konjunktivitis klagte der Proband ferner über eine cholinerge Urtikaria bei körperlicher Anstrengung und Schwitzen. Die Familienanamnese bezüglich atopischer Erkrankungen war negativ, das Gesamt-IgE lag bei 5390 kU/l. Wie schon bei Proband Nr. 208 lag neben einer atopischen Erkrankung eine parasitäre Infektion vor: Der Untersuchte räumte eine gegenwärtige Wurminfektion ein, klagte über Bauchschmerzen und wies RAST Klasse 4 gegen Ascaris lumbricoides auf.

3. Ergebnisse

Die 21-jährige Probandin Nr. 93 (Hausfrau) klagte über wiederholte Atemnot ohne für sie erkennbare Ursache. Bakterielle chronische Atemwegsinfekte mit Auswurf bestünden nicht. Die Prick Testung war aufgrund einer Urticaria factitia (Quaddelgröße 2 x 6 mm an jeder der 12 Test-Stellen) nicht aussagekräftig. Im RAST zeigte sich eine Sensibilisierung der Klasse 3 gegen beide Milbenspezies. Ansonsten lag lediglich spezifisches IgE gegen Ascaris (Klasse 3) vor. Bei der Mutter der Probandin war im Gaubin Hospital allergisches Asthma diagnostiziert worden. Ein akuter Asthmaanfall der Untersuchten selbst sei vor drei Jahren im Krankenhaus mit Salbutamol behandelt worden. Gegenwärtig erfolge keine Medikation. Ferner beschrieb die Probandin die Symptome einer cholinergen Urtikaria nach körperlicher Anstrengung. Das Gesamt-IgE lag bei 836 kU/l.

Die drei Personen mit schwerer atopischer Erkrankung

Der 25-jährige Proband Nr. 28 (für den Operationssaal zuständiger Pfleger des Gaubin Hospital) wies eine sehr deutliche Klinik auf. Bereits seit ca. acht Jahren litt er unter durch verschiedene Pflanzen hervorgerufenen Niesreiz und Behinderung der Nasenatmung. Nach seinem Arbeitsbeginn im Krankenhaus vor einem Jahr war es zu einer starken Aggravation mit Entwicklung von Atemnot und Stridor sowie Behinderung der Exspiration gekommen. Symptome traten nun besonders häufig beim Pudern und Wiederverpacken bereits vormals verwendeter Latexhandschuhe auf. Des weiteren klagte er über gelegentliche Atemnot nach dem Genuss von Fisch. In der Prick Testung zeigte sich lediglich eine geringe Reaktion auf D. fa. und Dorsch (Quaddelgröße je 2 mm). Die Breite der im RAST gefundenen Sensibilisierungen ist jedoch beträchtlich: dreimal RAST Klasse 4 (Lieschgras, Banane, Gummi arabicum), siebenmal RAST Klasse 3 (D. fa., D. pt., Beifuß, Süßkartoffel, Mango, Papaya und Schabe), zweimal RAST Klasse 2 (Latex und Schweineepithelien) und sechsmal RAST Klasse 1). Nur bei 2 von 20 untersuchten Allergenen konnte keine Sensibilisierung nachgewiesen werden (Hühnereiweiß und Milcheiweiß). Es kann von allergischem Asthma bronchiale und Pollinosis (Auslöser: Gräserpollen, Hausstaubmilben und Latex) ausgegangen werden. Der Proband erwähnte die Eigenbehandlung der asthmatischen Beschwerden mit Acetylsalicylsäure. Eine Verringerung der Symptome nach Einnahme hatte er nicht feststellen können; zu einer Verschlechterung sei es jedoch auch nicht gekommen. Ferner war dem Untersuchten das Auftreten von Reizhusten nach dem Genuss von Betelnüssen aufgefallen (er gab an, pro Stunde zwei Nüsse zu kauen).

Der 57-jährige Proband Nr. 43 (Bauer) beklagte eine seit über zehn Jahren bestehende Rhinokonjunktivitis (vom Untersuchten wurden Pflanzen als Auslöser verdächtigt) und seit ca. sieben Jahren Atemnot (unklare Ursache). Seine Mutter hätte ebenfalls unter einer Rhinokonjunktivitis gelitten. Die durch D. pt. im Prick Test provozierte Quaddel stellte mit einem Durchmesser von 10 mm die ausgeprägteste Hautreaktion unter allen 248 Probanden dar. Die Reaktion auf D. fa. fiel mit 8 mm etwas geringer aus; ferner führte die Testung auf „Gräser" zu einer Quaddel von 4 mm Durchmesser. Im RAST fand sich die stärkste und breiteste Sensibilisierung aller Probanden: dreimal RAST Klasse 6, darunter - entsprechend der Prick Testung - D. pt. und D. fa. (ferner: Schabe), einmal RAST Klasse 4 (Ascaris), zehnmal RAST Klasse 3, darunter Lieschgras (die anderen

Allergene können Tab. 12 entnommen werden), zweimal Klasse 2 und viermal Klasse 1. Somit konnten spezifische IgE gegen alle 20 getesteten Antigene nachgewiesen werden. Es lag eine Sensibilisierung gegen Latex der RAST Klasse 3 vor. Wie auch bei Proband Nr. 91 war ein Krankenhausaufenthalt (wegen Malaria) vorausgegangen (vor ca. einem Jahr). Mit 10020 kU/l wies der Untersuchte den höchsten Gesamt-IgE Spiegel aller in der Gruppe der Personen mit atopischer Erkrankung vereinten Probanden auf. Wiederum bestand gleichzeitig (wie bei Proband Nr. 208 und 145) eine atopische Erkrankung und eine Helminthose (Ascaris lumbricoides RAST Klasse 4). Es kann von einem mit Rhinokonjunktivitis einhergehenden allergischen Asthma bronchiale bei Hausstaubmilben- und Pollenallergie ausgegangen werden. Die Relevanz der sehr starken Schabensensibilisierung (RAST Klasse 6) ist unklar.

Die 38-jährige Probandin Nr. 162 (Hausfrau) litt an Atemnot mit Stridor sowie an einer mit Niesreiz vergesellschafteten starken Rhinokonjunktivitis. Als Auslöser für Rhinitis und Niesreiz gab sie als einzige der 248 Untersuchten neben Staub auch Katzen an. Dennoch hatte sich die Probandin bis zum damaligen Zeitpunkt nicht von ihren Haustieren getrennt (mehrere Hunde und Katzen). Im Hauttest konnte neben einer ausgeprägten Quaddelbildung auf D. pt. (Durchmesser 8 mm) und D. fa. (5 mm) nur noch eine positive Reaktion auf Hundeepithelien (4 mm), nicht aber auf Katzenepithelien festgestellt werden. Im RAST bestätigte sich eine sehr starke Sensibilisierung gegen die untersuchten Milbenspezies (jeweils RAST Klasse 6). Eine breite Sensibilisierung auch gegen andere Antigene u.a. Hunde- und Katzenepithelien lag hingegen nicht vor (lediglich Gummi arabicum, Schabe und Ascaris je RAST Klasse 2). Eine positive Prick Reaktion oder Sensibilisierung im RAST gegen Katzenepithelien konnte nicht nachgewiesen werden. Die asthmatischen Beschwerden seien mit Aminophyllin therapiert worden. Ferner gab die Probandin an, in ihrer Jugend an Tuberkulose erkrankt gewesen zu sein. Die Familienanamnese bezüglich atopischer Erkrankungen war negativ, das Gesamt-IgE belief sich auf 1767 kU/l. Es kann von einem mit Rhinokonjunktivitis einhergehenden allergischen Asthma bronchiale bei Hausstaubmilben-Allergie ausgegangen werden.

3.5.4 Überblick über die diagnostizierten atopischen Erkrankungen

Tabelle 13 gibt einen Überblick über die diagnostizierten atopischen Erkrankungen und die wichtigsten für die jeweilige Diagnose relevanten Gesichtspunkte wie anamnestische Angaben, Prick- und RAST-Ergebnisse sowie Gesamt-IgE Werte. Die anzunehmenden Ursachen (Ätiologien = Ät.) sind in Klammern hinter den Diagnosen vermerkt, bei unklarer Relevanz ist ein Fragezeichen (?) angeschlossen. Die Probanden Nr. 40, 139, 33 und 91 zeigten eine geringgradige atopische Erkrankung, die Probanden Nr. 53, 170, 208, 219, 145 und 93 eine mittelstarke atopische Erkrankung und die Probanden Nr. 28, 43 und 162 eine schwere atopische Erkrankung.

3.5.5 Häufigkeit der diagnostizierten Atopiemanifestationen

Folgende Diagnosen wurden in der angegebenen Häufigkeit gestellt: 3,2% (8/248) der Probanden litten an Rhinitis bzw. Rhinokonjunktivitis allergica und 2,4% (6/248) an al-

3. Ergebnisse

lergischem Asthma bronchiale. Bei keinem einzigen der 248 Probanden wurde die Diagnose eines atopischen Ekzems gestellt. Nebenbefundlich zeigte sich in 0,8% (2/248) der untersuchten Fälle eine cholinerge Urtikaria, in 0,8% (2/248) eine Airborne contact dermatitis und in 0,4% (1/248) eine Kälteurtikaria (s. Abb. 31).

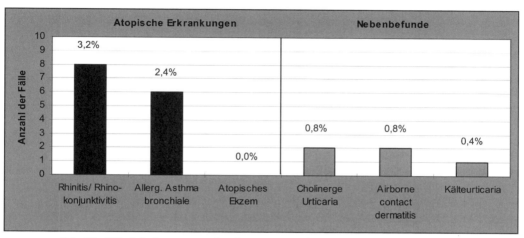

Abb. 31: *Häufigkeit von verschiedenen atopischen Manifestationsformen und Nebenbefunden bei 248 Probanden.*

Die häufigste atopische Manifestationsform stellte die Rhinitis bzw. Rhinokonjunktivitis dar.

3.5.6 Häufigkeit der verschiedenen Auslöser für atopische Symptome

Es stellt sich die Frage, wie oft bestimmte Auslöser für beschriebene atopische Manifestation verantwortlich zu sein scheinen. Berücksichtigt wurde die Anamnese sowie die Prick- und RAST-Ergebnisse. Wahrscheinlicher Auslöser für atopische Manifestationen waren in zwölf Fällen Hausstaubmilben (Anmerkung zu Schabe s.u.), in vier Fällen Pollen (zweimal Gräser, einmal Kräuter, einmal Mango), in zwei Fällen Tierepithelien (einmal Schwein, einmal Hund) und in einem Fall Latex. Die genannten Häufigkeiten können Abb. 32 entnommen werden. Oft kommen mehrere Allergene zugleich als Auslöser für atopische Symptome bei einem Probanden in Betracht.

Der Hausstaubmilbe kommt auf KarKar Island die weit größte Bedeutung bei der Auslösung atopischer Symptome zu. An zweiter Stelle folgen die verschiedenen Pollen. Tierepithelien (Hund, Schwein) und Latex spielen nur eine untergeordnete Rolle. Die tatsächliche Relevanz von Schabenantigenen ist aufgrund ihres gleichzeitigen Auftretens mit Milbenallergenen nur schwer zu ermessen. Die Sensibilisierung gegen Kakerlake im RAST ist jedoch beträchtlich: neun der 13 Personen mit atopischer Erkrankung wiesen IgE Antikörper gegen Schabenantigene auf. Auch die Prick Testungen des Jahres 2001/02 auf Kakerlake verwiesen auf die große Bedeutung von Schabenantigenen: Nach

Pr. Nr.	Klinik (Auslöser laut Proband)	Allergen und Prick-Quaddel in mm		Allergen und RAST Klasse		Ges.-IgE kU/l	Diagnose(n) (Etiologien)
40	Hautjuckreiz (Schwein, Pflanzen)	D. pt. D. fa.	4 3	SchweineepD. pt. D. fa..	2 4 3	3245	Airborne contact dermatitis (Ät.: Schweineepithelien oder Hausstaubmilben)
139	Rhinorrhoe Quaddeln (Wasser)	D. pt. D. fa.	6 5	D. pt. D. fa. Ascaris	4 3 2	1908	Rhinitis (Ät.: Hausstaubmilben, Schabe?) Kälteurtikaria (Ät.: evtl. Ascarideninfektion)
33	Rhinorrhoe, Niesreiz, Augenrötung, Augentränen, (Staub/Pflanzen)			Lieschgras D. pt. D. fa.	2 2 2	1418	Rhinokonjunktivitis (Ät.: Gräserpollen, Hausstaubmilben, Schabe?)
91	Rhinorrhoe, Augentränen (Mangoblüten)	D. pt.	2	Mango Lieschgras D. pt. D. fa.	2 2 2 2	3110	Rhinokonjunktivitis (Ät.: Mangopollen, Hausstaubmilben, Schabe?)
53	Rhinorrhoe, Augenrötung (Staub)			D. pt. D. fa.	4 4	1810	Rhinokonjunktivitis (Ät.: Hausstaubmilben, Schabe?)
170	Atemnot, Augentränen (Hausstaub)	D. pt. D. fa.	5 4	D. pt. D. fa.	3 3	444	Allergisches Asthma bronchiale (Ät.: Hausstaubmilben, Schabe?)
208	Atemnot	D. pt. D. fa.	4 4	D. pt. D. fa.	2 2	6820	Allergisches Asthma bronchiale (Ät.: Hausstaubmilben, Schabe?)
219	Hautjuckreiz (Aufenthalt im Busch)	Beifuß	7			793	Airborne contact dermatitis (Ät.: u.a. Kräuterpollen)
145	Augentränen, Augenrötung Quaddeln (Anstrengung)	D. pt. D. fa.	6 7	D. pt. D. fa.	3 3	5390	Rhinokonjunktivitis (Ät.: Hausstaubmilben, Schabe?) cholinerge Urtikaria
93	Atemnot Quaddeln (Anstrengung)	Urticaria factitia	x	D. pt. D. fa.	3 3	836	Allergisches Asthma bronchiale (Ät.: Hausstaubmilben, Schabe?) cholinerge Urtikaria
28	Atemnot + Stridor, Niesreiz (Pflanzen, Latex)	D. fa.	2	Lieschgras Beifuß Latex D. fa. D. pt.	4 3 2 3 3	1051	Allergisches Asthma bronchiale Rhinitis (Ät.: Gräserpollen, Latex, Hausstaubmilben, Schabe?)
43	Atemnot Niesreiz, Augenrötung (Pflanzen)	D. pt. D. fa. Gräser	10 8 4	D. pt. D. fa. Lieschgras Beifuß Schabe	6 6 3 3 6	10020	Allergisches Asthma bronchiale Rhinokonjunktivitis (Ät.: Hausstaubmilben, Schaben, Gräserpollen)
162	Atemnot + Stridor, Niesreiz, Rhinorrhoe, Augentränen, Augenrötung (Staub, Katze)	D. pt. D. fa. Hundeep.	8 5 4	D. pt. D. fa.	6 6	1767	Allergisches Asthma bronchiale Rhinokonjunktivitis (Ät.: Hausstaubmilben, Schaben?, Hundeepithelien ?)

Tab. 13: Überblick über Symptomatik, relevante allergologische Testergebnisse und Diagnosen von elf Personen mit atopischer Erkrankung und zwei Personen mit Verdacht auf Airborne contact dermatitis

3. Ergebnisse 57

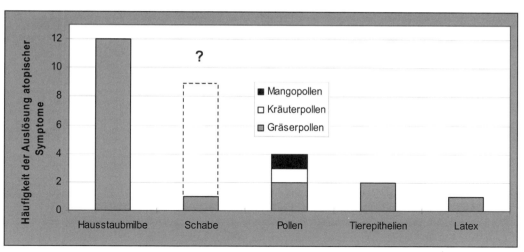

Abb. 32: Relevanz verschiedener Allergene hinsichtlich der Auslösung atopischer Manifestationen. Die mit Abstand größte Bedeutung kommt den Hausstaubmilben zu. Die tatsächliche klinische Bedeutung von Schabenantigenen wurde wahrscheinlich unterschätzt.

den Milben riefen Kakerlakenantigene am zweithäufigsten positive Hautreaktionen hervor (vgl. Kap. 3.2.1).

Es ergaben sich keine sicheren Hinweise auf die Auslösung von Typ I Reaktionen durch Nahrungsmittel (vgl. Kap. 3.1.6).

3.5.7   Kein Vorkommen atopischer Erkrankungen im Inselinneren

Betrachtet man den prozentualen Anteil von Personen mit atopischen Erkrankungen an der Gesamtbevölkerung der Dörfer, so ergibt sich folgendes Bild: Im Durchschnitt litten 7,4% (11/148) der Bewohner der drei Küstendörfer an atopischen Erkrankungen, wobei sich der höchste Prozentsatz mit 8,1% (5/62) in Kurum fand, gefolgt von 7,7% (2/26) in Gaubin und 6,7% (4/60) in Kavailo.

Das Dorf Did nimmt eine Zwischenstellung zwischen den Küstendörfern und dem abseits im Landesinneren gelegenen Gamog ein. In Did zeigte sich mit 2,4% (1/42) bereits eine geringere Prävalenz atopischer Erkrankungen als in den Küstendörfern (Differenz jedoch nicht signifikant).

Das am schwierigsten zugängliche Dorf ist das im Inselinneren gelegene Gamog. Kein einziger der untersuchten Probanden (n=58) wies hier eine Manifestation einer atopischen Erkrankung auf (0/58).

Die Bewohner des abgeschieden, im Inselinneren gelegenen Gamog, wiesen eine signifikant niedrigere Prävalenz atopischer Erkrankungen als der Durchschnitt der Küstenbewohner auf (0% versus 7,4%; Fisher's exact test).

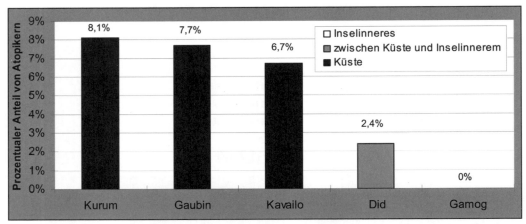

Abb. 33: Anordnung der untersuchten Dörfer absteigend nach dem prozentualen Anteil von Personen mit atopischer Erkrankung. Der höchste Anteil fand sich in den Küstendörfern Kurum, Gaubin und Kavailo, der niedrigste im abgelegenen Gamog. Diese Diskrepanz zwischen Küstendörfern und Landesinnerem war signifikant.

3.5.8 Vergleich des Inselinneren mit den Küstendörfern

Um einen Vergleich der fünf Dörfer hinsichtlich der anamnestischen Daten, Prick Ergebnisse und serologischen Parameter durchführen zu können, wurde eine Angleichung der Altersstruktur sowie des Geschlechterverhältnisses vorgenommen. Da die Prävalenz atopischer Erkrankungen in den drei Küstendörfern (Kurum, Gaubin, Kavailo) signifikant über der Prävalenz des abgelegenen Dorfes im Landesinneren (Gamog) lag, wurden im Anschluss insbesondere diese beiden Kollektive miteinander verglichen. Die Daten des eine Mittelstellung einnehmenden Dorfes Did wurden hierbei nicht berücksichtigt. Insgesamt wurden 133 Küstenbewohner mit 46 Probanden aus dem Landesinneren verglichen.

Gemäß den anamnestischen Angaben zeigte sich *kein signifikanter Unterschied* beider Gruppen hinsichtlich der Prävalenz atopischer Erkrankungen bei den Eltern, Geschwistern und Kindern der Probanden. Auch die Kinderzahlen, Geschwisterzahlen, die Rauchgewohnheiten, der Betelabusus, die Angaben über Ratten im Haus, Pityriasis versicolor, Tuberkuloseerkrankungen, Malariaschübe und Ohrinfekte wichen in beiden Kollektiven nicht signifikant voneinander ab.

Das Gesamt-IgE in den Küstendörfern belief sich auf durchschnittlich 1869 (±2413) kU/l (Median 964 kU/l). Das durchschnittliche Gesamt-IgE in Gamog war mit 2311 (±2802) kU/l (Median 1379 kU/l) zwar höher, doch war diese Mittelwertdifferenz im t-Test nicht signifikant (p=0,153).

Eine vergleichende Gegenüberstellung der Prick- und RAST-Ergebnisse von Aeroallergenen und Nahrungsmitteln findet sich in Tab. 14. Signifikante Unterschiede in der Sensibilisierungshäufigkeit (Chi-Quadrat-Test bzw Fisher's exact test) beider Kollektive sind durch ein Sternchen (*) (p<0,05), sehr signifikante Unterschiede durch zwei Sternchen (**) (p<0,01) hinter dem jeweiligen Allergen gekennzeichnet. Lediglich bei

3. Ergebnisse

den Nahrungsmitteln Dorsch und Mango (RAST) fanden sich signifikante Unterschiede (s.u.).

Auch die folgenden Differenzen waren nicht signifikant im Chi-Quadrat-Test. Mindestens ein positives Prick- und/oder RAST-Ergebnis (unter Berücksichtigung aller getesteten Allergene) fand sich bei 84,2% (112/133) der Untersuchten aus den Küstendörfern und bei 87,0% (40/46) der Bewohner des Bergdorfes. Mindestens ein positives Prick Ergebnis (10 Allergene) zeigten 26,3% (35/133) der Küstenbewohner und 34,8 (16/46) der Bergbewohner. Mindestens ein positives RAST Ergebnis (20 Allergene) wiesen 83,5% (111/133) der Küstenbewohner und 87,0% (40/46) der Bergbewohner auf.

Die Sensibilisierungshäufigkeit gegen Ascaris lumbricoides (RAST) war mit 80,5% in beiden Kollektiven gleich hoch, gegen Gummi arabicum (RAST) waren 19,5% (26/133) der Küstenbewohner und 30,4% (14/46) der Bergbewohner sensibilisiert.

Es fanden sich folgende *signifikante Unterschiede* beider Gruppen: In Gamog hielten mit 70% (32/46) signifikant ($p<0,05$) mehr Personen Haustiere (Hund und/oder Katze) als mit 53% (70/133) in den Küstendörfern (Chi-Quadrat-Test). Ferner gaben in Gamog mit 28% (13/46) sehr signifikant ($p<0,01$) mehr Personen an, unter Dermatophyteninfektionen zu leiden, als mit 12% (16/133) in den Küstendörfern (Chi-Quadrat-Test).

Auch hinsichtlich der Angaben Würmer im Stuhl gesehen zu haben, zeigte sich ein sehr signifikanter Unterschied ($p<0,01$) (Chi-Quadrat-Test): In Gamog bejahten dies 33% (15/46) der Befragten, in den Küstendörfern nur 13% (17/127). Signifikant ($p<0,05$) mehr Personen aus Gamog als aus den Küstendörfern berichteten über einen starken Atemwegsinfekt im Untersuchungsjahr (Fisher's exact test). Der Anteil in Gamog belief sich auf 11% (5/46), in den Küstendörfern nur auf 3% (4/133).

In Gamog gaben mit 11% (5/46) höchst signifikant ($p<0,005$) (Fisher's exact test) mehr Probanden an, an chronischen Rückenschmerzen zu leiden als mit 1% (1/133) in den Küstendörfern.

Im Prick und RAST zeigten sich lediglich bei Dorsch und Mango (jeweils RAST) signifikante Unterschiede (Fisher's exact test) (s. auch Tab. 14): Im Bergdorf Gamog waren mit 15,2% (7/46) sehr signifikant ($p<0,01$) mehr Untersuchte gegen Dorsch sensibilisiert als mit 3,8% (5/133) in den Küstendörfern. Auch gegen Mango zeigte sich in Gamog mit 28,3% (13/46) eine signifikant ($p<0,05$) höhere Sensibilisierungsrate als mit 14,3% (19/133) in den Küstendörfern.

Tendenziell fanden sich höhere Sensibilisierungswerte im Bergdorf als in den Küstendörfern, obwohl im Bergdorf Gamog signifikant weniger Personen unter einer atopischen Erkrankung litten als in den Küstendörfern.

Aeroallergene	Küstendörfer Sensibilisierte (%)		Bergdorf Sensibilisierte (%)	
Prick				
Der. pt.	23,3%	(31/133)	19,6%	(9/46)
Der. fa.	20,3%	(27/133)	15,2%	(7/46)
Gräsermischung	2,3%	(3/133)	2,2%	(1/46)
Beifuß	0,8%	(1/133)	4,3%	(2/46)
Hundeepithel	2,3%	(3/133)	2,2%	(1/46)
Katzenepithel	0,8%	(1/133)	0,0%	(0/46)
Rattenepithel	0,8%	(1/133)	2,2%	(1/46)
Prick positiv	26,3%	(35/133)	32,6%	(15/46)
RAST				
Der. pt.	74,4%	(99/133)	71,7%	(33/46)
Der. fa.	74,4%	(99/133)	65,2%	(30/46)
Lieschgras	30,1%	(40/133)	32,6%	(15/46)
Beifuß	18,8%	(25/133)	28,3%	(13/46)
Hundeepithel	17,3%	(23/133)	17,4%	(8/46)
Katzenepithel	18,8%	(25/133)	19,6%	(9/46)
Rattenepithel	3,0%	(4/133)	8,7%	(4/46)
Schweineepithel	23,3%	(31/133)	28,3%	(13/46)
Schabe	57,9%	(77/133)	56,5%	(26/46)
Latex	12,8%	(17/133)	13,0%	(6/46)
RAST positiv	82,0%	(109/133)	87,0%	(40/46)

Prick o. RAST pos.	82,7% (110/133)	87,0% (40/46)

Nahrungsmittel	Küstendörfer Sensibilisierte (%)		Bergdorf Sensibilisierte (%)	
Prick				
Hühnerei	0,8%	(1/133)	4,3%	(2/46)
Kuhmilch	0,8%	(1/133)	0,0%	(0/46)
Dorsch	0,8%	(1/133)	2,2%	(1/46)
Prick positiv	2,3%	(3/133)	6,5%	(3/46)
RAST				
Hühnereiweiß	9,0%	(12/133)	4,3%	(2/46)
Milcheiweiß	6,8%	(9/133)	4,3%	(2/46)
Dorsch **	3,8%	(5/133)	15,2%	(7/46)
Süßkartoffel	24,8%	(33/133)	30,4%	(14/46)
Bastardmakrele	6,8%	(9/133)	8,7%	(4/46)
Mango *	14,3%	(19/133)	28,3%	(13/46)
Banane	32,3%	(43/133)	41,3%	(19/46)
Papaya	18,0%	(24/133)	26,1%	(12/46)
RAST positiv	42,1%	(56/133)	50,0%	(23/46)

Prick o. RAST pos.	43,6% (58/133)	50,0% (23/46)

Tab. 14: Küstendörfer versus Bergdorf: Vergleichende Gegenüberstellung der Prick- und RAST-Ergebnisse von Aeroallergenen und Nahrungsmitteln. Tendenziell fanden sich höhere Sensibilisierungswerte im Bergdorf als in den Küstendörfern. Die Unterschiede waren für den RAST Dorsch und Mango signifikant [(*) (p<0,05), (**) (p<0,01), Fisher's exact test]

3. Ergebnisse 61

3.6 Vergleich der Personen mit atopischer Erkrankung mit den Personen ohne atopische Erkrankung

3.6.1 Zusammenhang von atopischen Erkrankungen und Geschlecht

In der Gruppe der 13 Personen mit atopischer Erkrankung befanden sich neun Männer und vier Frauen. Dies entspricht einem Männeranteil von 69%. Bei den Personen ohne atopische Erkrankung lag ein Männeranteil von 46% (107/235) vor. Dieses gehäufte Auftreten von atopischen Erkrankungen bei männlichen Probanden war jedoch aufgrund der geringen Fallzahl nicht signifikant (Fisher's exact test).

3.6.2 Zusammenhang von atopischen Erkrankungen und sozioökonomischem Status

Im Folgenden soll der Frage nachgegangen werden, ob sich in der Gruppe der 13 Probanden mit atopischer Erkrankung mehr Personen mit „höherem" Sozialstatus befinden als in der Gruppe der 235 Personen ohne atopische Erkrankung.

Die Zuordnung in die Gruppe mit „höherem" bzw. „niedrigerem" Sozialstatus erfolgte über den angegebenen Beruf (zwei Personen machten hierzu keine Angaben). Insgesamt 174 Probanden wurden in die Gruppe mit „niedrigerem" Sozialstatus eingeordnet (Bauern, Kokosplantagenarbeiter, Fischer und Personen ohne Beruf), 27 Probanden in die Gruppe mit „höherem" Sozialstatus (Angestellte des Gesundheitswesens, Lehrer, Pastoren und Ladenbesitzer). Fünfundvierzig Probanden konnten keiner der beiden Gruppen zugeordnet werden (meist Schüler) und gingen deshalb nicht in die Berechnung ein.

In der Gruppe der Personen ohne atopische Erkrankung wiesen nur 12,7% (24/189) der Probanden einen „höheren" Sozialstatus auf, in der Gruppe der Personen mit atopischer Erkrankung hingegen 25% (3/12). Dieses verstärkte Auftreten von atopischen Erkrankungen bei „höherem" sozialen Status war jedoch nicht signifikant (Fisher's exact test). Kritisch anzumerken ist, dass sich der Sozialstatus auf KarKar (wie wohl in jeder Gesellschaft) nicht allein aus dem Beruf ableiten lässt. Vielmehr resultiert er aus verwandtschaftlichen Beziehungen, der Clanstruktur (Pidgin: *wantok*) und einem komplizierten Geflecht aus gegenseitigen Rechten und Pflichten (Reziprozität).

3.6.3 Zusammenhang von atopischen Erkrankungen und Vererbung

Um die Bedeutung der Vererbung bei atopischen Erkrankungen zu beurteilen wurden die Familienanamnesen der 13 Probanden mit atopischer Erkrankung mit den Familienanamnesen der 235 Personen ohne atopische Erkrankung verglichen (jeweils Fisher's exact test). Bei den Probanden mit atopischer Erkrankung wiesen 31% (4/13) eine positive Familienanamnese auf, bei den Personen ohne atopische Erkrankung hingegen nur 6% (14/235). Diese Häufung positiver Familienanamnesen bei den Probanden mit atopischer Erkrankung war sehr signifikant (p<0,01).

Aufgeschlüsselt nach den verwandtschaftlichen Beziehungen der Probanden zu Familienmitgliedern mit atopischer Erkrankung zeigt sich folgendes Bild: Drei der 13 Probanden mit atopischer Erkrankung gaben an, dass ein Elternteil - hier jedes mal die Mutter - ebenfalls unter einer atopischen Erkrankung litt (23%). In der Gruppe der Personen ohne atopische Erkrankung lag dieser Anteil bei nur 4% (9/226). Der Unterschied beider Gruppen war signifikant (p<0,05).

Keiner der Probanden mit atopischer Erkrankung hatte Geschwister, die Symptome einer atopische Erkrankung aufwiesen. Bei den Personen ohne atopische Erkrankung war dies bei fünf Probanden der Fall. Diese Diskrepanz ist jedoch nicht signifikant.

In einem Fall hatten Eltern mit atopischer Erkrankung (n=7) auch Kinder mit atopischer Erkrankung (Rhinokonjunktivitis). Von den Eltern ohne atopische Erkrankung (n=109) hatten nur zwei Kinder mit atopischer Erkrankung (in beiden Fällen Asthma bronchiale). Die Kinder von Probanden mit atopischer Erkrankung weisen somit nur tendenziell häufiger atopische Erkrankungen auf, als die Kinder von Personen ohne atopische Erkrankung.

3.6.4 Zusammenhang von atopischen Erkrankungen und Familiengröße

Nur 3% (7/224) der Untersuchten waren Einzelkinder Die Probanden mit atopischer Erkrankung hatten mit durchschnittlich 5,6 (±3,6) Geschwistern insignifikant mehr Geschwister als die Personen ohne atopische Erkrankung mit 4,8 (±2,4).

3.6.5 Zusammenhang von atopischen Erkrankungen und Tierhaltung

Eine von vielen möglichen Ursachen atopischer Symptome sind Tierantigene. Betrachtet man die Häufigkeit der verschiedenen Auslöser für atopische Symptome im untersuchten Probandengut, so scheinen Tierepithelien auf KarKar eine nur untergeordnete Rolle zu spielen (vgl. Kap. 3.5.6). Dennoch wurde untersucht, ob im Rahmen einer eventuellen unterschiedlichen Allergenbelastung Haustierbesitzer (Hunde und/oder Katzen, vgl. Kap 3.1.4) häufiger atopische Erkrankungen aufweisen als Nicht-Haustierbesitzer: Von den Haustierbesitzern waren 6,0% (9/149) Personen mit atopischer Erkrankung, von den Nicht-Haustierbesitzern nur 4,0% (4/99). Diese Differenz ist nicht signifikant (Fisher's exact test).

Es ist fraglich, ob Haustierbesitzer unter den auf der Insel gegebnen Lebensumständen überhaupt einer größeren Allergenbelastung ausgesetzt sind, da die Haustiere frei umherlaufen und sich oft ebenso in fremden Hütten aufhalten. Auch ist in Bezug auf die Stärke der Belastung mit Tierantigenen eine Unterscheidung zwischen Haus- und Nutztieren (Schweine, Hühner etc.) nicht sinnvoll, da sich auch die Nutztiere in unmittelbarer Umgebung des Menschen aufhalten. Ferner gaben 91% (225/248) aller Befragten an, des öfteren Ratten im Haus zu sehen.

Zusammenfassend kann von einer beträchtlichen – nicht allein auf Haustierantigene beschränkte – Belastung mit tierischen Allergenen ausgegangen werden. Diese Antigenbelastung konnte jedoch nur bei 0,8% (2/248) der Probanden mit der Entwicklung atopischer Symptome in Verbindung gebracht werden (vgl. Kap. 3.5.6).

3.6.6 Zusammenhang von atopischen Erkrankungen und Infektionen

Hier soll der Frage nachgegangen werden, ob sich die 13 Personen mit atopischer Erkrankung hinsichtlich der Häufigkeit von Infektionen von den 235 Personen ohne atopische Erkrankung unterscheiden. Der Vergleich wurde für Malaria (früher oder gegenwärtig), Infektionen mit Ascaris lumbricoides (Vorliegen von spezifischem IgE zum Untersuchungszeitpunkt), Pityriasis versicolor, Tinea corporis/faciei und chronische Atemwegsinfektionen (jeweils früher oder gegenwärtig) durchgeführt. Es zeigten sich bei keiner der genannten Infektionen signifikante Unterschiede in der Erkrankungshäufigkeit zwischen Personen mit atopischer Erkrankung und Personen ohne atopische Erkrankung.

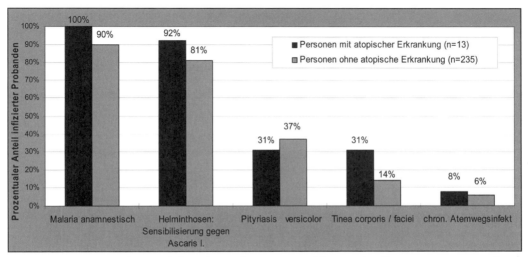

Abb. 34: *Vergleich der Häufigkeit der verbreitetsten Infektionen bei Personen mit atopischer Erkrankung (n=13) und Personen ohne atopische Erkrankung (n=235). Es lagen keine signifikanten Unterschiede vor.*

3.6.7 Zusammenhang von atopischen Erkrankungen und Acetylsalicylsäure

Die Personen mit atopischer Erkrankung nahmen signifikant ($p<0,05$) mehr Acetylsalicylsäure als die Personen ohne atopische Erkrankung ein (Wilcoxon-Test). Im Durchschnitt gaben die Personen mit atopischer Erkrankung an, pro Jahr 20,4 (± 27,3) mal Acetylsalicylsäure einzunehmen, die Personen ohne atopische Erkrankung hingegen nur 12,0 (± 30,9) mal.

3.6.8 Zusammenhang von atopischen Erkrankungen und Prick Ergebnissen

Im Folgenden sollen die 13 Personen mit atopischer Erkrankung hinsichtlich ihrer Prick Ergebnisse mit den 235 Personen ohne atopische Erkrankung verglichen werden (in allen Fällen Anwendung von Fisher's exact test). Mit Abstand am stärksten wichen die

Prick Reaktionen der beiden Gruppen bei den zwei Hausstaubmilbenspezies voneinander ab: 66,7% (8/12) der Personen mit atopischer Erkrankung zeigten eine positive Hautreaktion auf D. pt. Allergenextrakte, bei den Personen ohne atopische Erkrankung hingegen nur 19,4% (45/232). Die Werte für D. fa. lagen bei 66,7% (8/12) für Personen mit atopischer Erkrankung und 15,9% (37/232) für Personen ohne atopische Erkrankung. Die Personen mit atopischer Erkrankung wiesen somit für beide Milbenspezies höchst signifikant (p<0,001) häufiger positive Prick Reaktionen auf, als die Personen ohne atopische Erkrankung. Tendenzielle, jedoch nicht signifikante Differenzen fanden sich bei folgenden Allergenen: Insgesamt 9,1% (1/11) der Personen mit atopischer Erkrankung wiesen eine positive Prick Reaktion gegen Dorsch auf, aber nur 0,4% (1/232) der Personen ohne atopische Erkrankung. Zudem zeigten die Personen mit atopischer Erkrankung mit jeweils 9,1% (1/11) stärkere Hauttestreaktionen auf Gräserpollen, Beifußpollen und Hundeepithelien als die Personen ohne atopische Erkrankung mit 1,3% (3/232). Keine nennenswerten Unterschiede traten zwischen Personen mit atopischer Erkrankung und Personen ohne atopische Erkrankung bei Hühnerei, Kuhmilch, Katzen- und Rattenepithelien auf. Positive Testreaktionen waren in beiden Gruppen ähnlich selten.

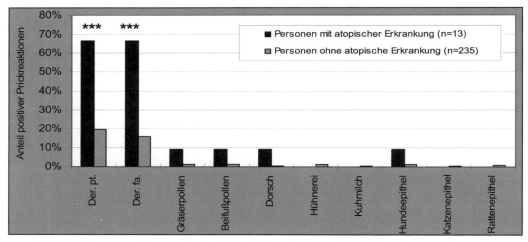

Abb. 35: Zusammenhang von atopischer Erkrankung und Prick Ergebnissen. Personen mit atopischer Erkrankung wiesen für beide Hausstaubmilbenspezies höchst signifikant (***) häufiger positive Reaktionen auf, als Personen ohne atopische Erkrankung (Fisher's exact test). Für Gräserpollen, Beifußpollen, Dorsch und Hundeepithelien fanden sich nur tendenzielle Differenzen.

3.6.9   Zusammenhang von atopischen Erkrankungen und Gesamt-IgE

Im Durchschnitt wiesen die 13 Probanden mit atopischer Erkrankung ein Gesamt-IgE von 2970,0 (±2830,9) kU/l auf. Der Median lag bei 1809,5 kU/l. Bei den 235 Personen ohne atopische Erkrankung hingegen belief sich das arithmetische Mittel des Gesamt-IgE „nur" auf 2250,1 (±3305,1) kU/l und der Median auf 1148,5 kU/l. Diese Erhöhung

3. Ergebnisse

des Gesamt-IgE bei den 13 Personen mit atopischer Erkrankung war signifikant (p<0,05) (Wilcoxon-Test).

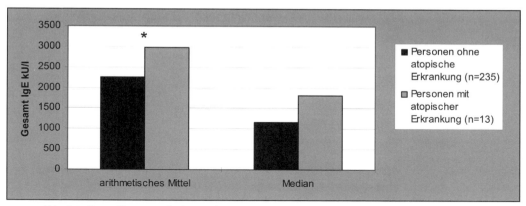

Abb. 36: Signifikante Erhöhung der durchschnittlichen Gesamt-IgE Werte bei den 13 Probanden mit atopischer Erkrankung gegenüber den 235 Personen ohne atopische Erkrankung (p<0,05; Wilcoxon-Test). In beiden Gruppen findet sich aufgrund von Ausreißern in den hohen Messbereichen ein deutlich niedrigerer Median.

Der im Vergleich zum arithmetischen Mittel deutlich niedrigere Median (sowohl in der Gruppe der Personen mit atopischer Erkrankung wie der Personen ohne atopische Erkrankung) verdeutlicht die linkssteile Häufigkeitsverteilung der Gesamt-IgE Werte mit Ausreißern im Bereich der sehr hohen Messergebnisse. Trotz der geringen Fallzahl in der Gruppe der Personen mit atopischer Erkrankung (n=13) fand sich mit 9576 kU/l eine beträchtliche Spannweite der Messwerte, wobei sich der kleinste Wert auf 444 kU/l und der größte auf 10020 kU/l belief (s. Tab. 11).

Das durchschnittliche arithmetische Mittel des Gesamt-IgE in der Gruppe der Personen ohne atopische Erkrankung war zwar signifikant niedriger als in Gruppe der Personen mit atopischer Erkrankung, dennoch war es mit 2250,1 (±3305,1) kU/l stark erhöht. Aus dem Vorliegen einer atopischen Erkrankung resultiert eine rein rechnerische durchschnittliche Erhöhung des Gesamt-IgE von 719,9 kU/l.

3.6.10 Zusammenhang von atopischen Erkrankungen und RAST Ergebnissen

Für einen Vergleich der Probanden, die unter einer atopischen Erkrankung litten (n=13), mit den Personen ohne atopische Erkrankung (n=235) hinsichtlich der Sensibilisierungshäufigkeiten gegen die getesteten 20 Allergene war eine Altersangleichung nötig. Ursache hierfür ist, dass mit zunehmendem Lebensalter die Sensibilisierungshäufigkeiten ansteigen. Die Vergleichsgruppe ohne atopische Erkrankung mit analoger Altersstruktur umfasste 114 Personen.

Personen mit atopischer Erkrankung waren häufiger sensibilisiert (RAST Klassen 1-6) als Personen ohne atopische Erkrankung, obwohl bereits die Personen ohne atopische Erkrankung eine sehr hohe Sensibilisierungsrate aufwiesen. Diese häufigere

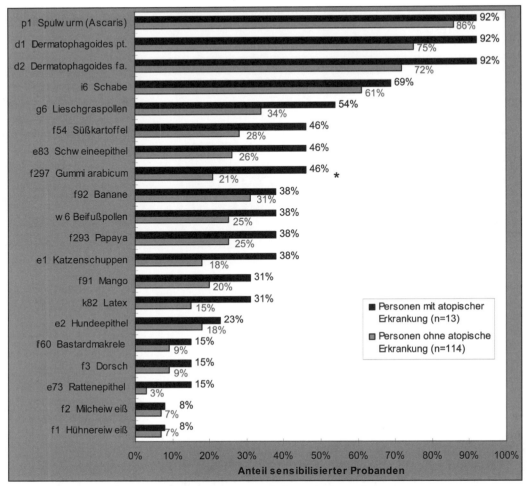

Abb. 37: Häufigere RAST Sensibilisierung (Klasse 1-6) von Personen mit atopischer Erkrankung als von Personen ohne atopische Erkrankung nach Angleichung der Altersstruktur. Diese Tendenz betrifft alle 20 getesteten Allergene. Ein signifikanter Unterschied (p<0,05) (Fisher's exact test) fand sich jedoch nur für Gummi arabicum („").*

Sensibilisierung betraf zwar alle 20 Allergene, sie war jedoch nur für Gummi arabicum signifikant (p<0,05) (Fisher's exact test). Wesentliche Unterschiede im Sensibilisierungsmuster von Personen mit atopischer Erkrankung und Personen ohne atopische Erkrankung ließen sich nicht feststellen. So waren diejenigen Allergene, welche in der Gruppe der Personen mit atopischer Erkrankung häufig zu Sensibilisierungen führten (beide Milbenspezies, Schabe etc.) auch in der Gruppe der Personen ohne atopische Erkrankung von entsprechend hoher Bedeutung.

Nun soll der Frage nachgegangen werden, gegen wie viele der 20 getesteten Antigene Personen mit atopischer Erkrankung und Personen ohne atopische Erkrankung (bei gleicher Altersstruktur) im Durchschnitt Antikörper aufweisen (RAST Klassen 1-6). Die

144 Personen ohne atopische Erkrankung bildeten im Schnitt gegen 5,9 (±4,9) Antigene Antikörper. Die 13 Personen mit atopischer Erkrankung wiesen eine höhere Sensibilisierungsbreite auf: sie bildeten durchschnittlich gegen 8,4 (±6,1) Antigene Antikörper. Diese Diskrepanz war mit Z=1,48 und einer empirischen Irrtumswahrscheinlichkeit von 6,95% nicht mehr signifikant im Bezug auf das 5% Niveau (Wilcoxon-Test).

Zusammenfassend waren die Personen mit atopischer Erkrankung durchschnittlich gegen eine etwas höhere Anzahl der 20 Allergene sensibilisiert als die Personen ohne atopische Erkrankung (8,4 versus 5,9 Antigene, Irrtumswahrscheinlichkeit = 6,95%). Das Sensibilisierungsmuster war in beiden Gruppen analog.

4. Diskussion

4.1 Studienkonzeption

Für die Zunahme allergischer Erkrankungen in „modernen" westlichen Gesellschaften binnen der letzten Jahrzehnte wurde annähernd jeder Aspekt der heutigen Lebensweise verantwortlich gemacht (RING, 1997). Sollte die „moderne" westliche Lebensweise – und die mit ihr einhergehenden Veränderungen – einen wesentlichen Einfluss auf die Prävalenz atopischer Erkrankungen ausüben, so würde man in Kollektiven, die unter verschieden starkem Einfluss derartiger Veränderungen stehen, eine dem Grad der Modernisierung entsprechende Erkrankungshäufigkeit erwarten.

Um dieser Frage nachzugehen, wurde als Untersuchungsort die kleine, der Nordostküste von Papua Neuguinea vorgelagerte Tropeninsel KarKar gewählt. Dort konnten von September 1996 bis einschließlich Januar 1997 insgesamt 248 zufällig ausgewählte Personen (Durchschnittsalter 25,7 (±15,2) Jahre, Frauenanteil 53%) aus fünf verschiedenen Dörfern untersucht werden. Eine Nachtestung erfolgte 2001/02. Weitere medizinethnologische Daten wurden im Jahr 2004 erhoben. Die Küstendörfer Kurum, Gaubin und Kavailo stehen bereits unter deutlichem Einfluss westlicher Zivilisation, Did nimmt eine Zwischenstellung ein, und das Bergdorf Gamog weist noch weitgehend eine unveränderte traditionelle Struktur mit geringen Einflüssen von außen auf. Die Prävalenz von atopischen Erkrankungen und Sensibilisierungen wurde durch Interviews (Pidgin), Haut Prick Testung (10 Allergene 1996/97, zusätzlich 13 Allergene 2001/02) sowie Bestimmung von Gesamt-IgE und spezifischem IgE (20 Allergene) ermittelt.

4.2 Schwierigkeiten bei der Studiendurchführung

Bei der Diagnostik atopischer Erkrankungen traten eine Vielzahl von Problemen auf, die mit den Besonderheiten des Studienortes in Verbindung stehen.

Anamnese: Die Anamnese wurde durch die Besonderheit des Neo-Melanesischen erschwert, dass bestimmte Ausdrücke, wie z.B. Allergie, nur schwer zu übersetzen sind. Bei den detaillierten Befragungen ergab sich darüber hinaus bisweilen das Problem, dass Ausdrücke der Inselsprache Takia zunächst durch einen Übersetzer in die Lingua franca (Tok) Pidgin übersetzt werden mussten. Einer ausführlichen Anamnese und der darin geschilderten Klinik ist gegenüber den ebenfalls zu berücksichtigenden Prick- und RAST-Ergebnissen eine herausragende Bedeutung im Rahmen der Diagnostik atopischer Erkrankungen beizumessen *(Murray, 1995)* (vgl. auch Abb. 38). Allein positive Prick- und/oder RAST-Ergebnisse sind für die Diagnose nicht ausreichend.

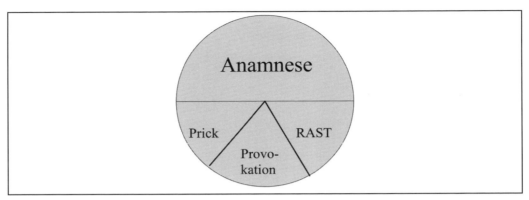

Abb. 38: Bedeutung der verschiedenen Verfahren bei der Diagnostik allergischer bzw. atopischer Erkrankungen (nach RING, 1995).

Ferner konnten viele für die Diagnostik atopischer Erkrankungen in westlichen Ländern wertvolle Möglichkeiten der Erkenntnisgewinnung auf KarKar Island nicht herangezogen werden. Wesentlich ist beispielsweise der Zusammenhang zwischen klinischen Symptomen und Allergenexposition. Da sich die Insulaner aufgrund der geringen Mobilität stets im selben Umfeld aufhalten, führt die Frage bezüglich einer Besserung bei Milieuwechsel nicht weiter. Auch die in unseren Breiten oft aufschlussreiche Frage nach saisonalen versus perennialen Symptomen kann im tropischen, gleichbleibend feuchtwarmen Klima kaum für die Diagnosestellung herangezogen werden. Des weiteren ist eine Differenzierung in Innenraum und Außenmilieu nicht sinnvoll: Die meisten Probanden lebten in offenen Pfahlbauten, wenige in festen Häusern (Gaubin). Aufgrund der fehlenden Fensterverglasung ist selbst in letzterem Fall stets ein ungehinderter Luftaustausch gewährleistet.

Atopiestigmata: Auch ein Großteil der auf atopische Erkrankungen hinweisenden Hautveränderungen („Atopiestigmata") erwies sich unter den gegebenen Umständen als wenig hilfreich in der Allergiediagnostik. Die äußerst dunkle Pigmentierung der Insulaner verhinderte weitgehend die Beurteilung von Gesichtsblässe, periokulären Schatten und Dermographismus (Reaktivität der Hautgefäße). Wegen der starken äquatorialen Sonneneinstrahlung litten viele Untersuchte an trockenen Lippen (Cheilitis sicca). Schwierig zu beurteilen ist die Genese der häufigen Mundwinkelrhagaden (Betelkalk? UV-Licht? Infektiös? Mangelernährung?). Aufgrund fehlender Referenzwerte in dieser Ethnie konnte auch ein tiefreichender Haaransatz sowie das Herthoge Zeichen (Ausdünnung von beiden lateralen Augenbrauenanteilen) nicht verwertet werden. Systematisch wurden die Probanden lediglich auf Beugeekzeme und eine Verstärkung der Augenunterlidfalten (Dennie-Morgan-Falten) hin untersucht. Beide Zeichen konnten jedoch bei keinem der 248 Probanden festgestellt werden.

Exposition: Des weiteren war es nicht möglich, kontrollierte Allergen-Expositionen durchzuführen. Dies erschwerte in besonderem Maße die ohnehin diffizile Diagnostik von allergisch bedingten Nahrungsmittelunverträglichkeiten.

4. Diskussion

4.3   Geringe Prävalenz atopischer Erkrankungen auf KarKar Island

Die Studie belegt eine niedrigere Prävalenz atopischer Erkrankungen auf KarKar Island. Nur bei elf der 248 der Probanden (4,4%) war anamnestisch die Diagnose einer atopischen Erkrankung zu stellen. Bei weiteren zwei bestand der Verdacht auf eine IgE vermittelte Airborn contact dermatitis. Von diesen insgesamt 13 Personen wies keine zum Untersuchungszeitpunkt eine klinische Symptomatik auf. Gemäß den anamnestischen Angaben litten vier Untersuchte (1,6%) unter einer geringgradigen Symptomatik, sechs (2,4%) unter einer mittelstarken Symptomatik und drei (1,2%) unter einer schweren Symptomatik (vgl. Kap. 3.5.2).

Folgende Diagnosen wurden in der angegebenen Häufigkeit gestellt: 3,2% (8/248) der Probanden litten an Rhinitis bzw. Rhinokonjunktivitis, 2,4% (6/248) an allergischem Asthma bronchiale, 0,8% (2/248) an cholinerger Urtikaria, 0,8% (2/248) an Airborne contact dermatitis und 0,4% (1/248) an Kälteurtikaria (vgl. Kap. 3.5.5). Bei der gegebenen starken Verbreitung von Ascarideninfektionen auf KarKar sollte die Möglichkeit der Auslösung einer Urtikaria durch Antigene dieser Parasiten (inklusive ihrer Stoffwechselprodukte) in Erwägung gezogen werden (VOLKHEIMER, 1996; WELZEL 2005).

Keiner der 248 Probanden litt bei der Datenerhebung (klinisch) oder zu einem früheren Zeitpunkt (gemäß Anamnese) an einem atopischen Ekzem. Dies ist auch in Anbetracht der Tatsache, dass 68% der Untersuchten unter 30 Jahre alt waren, beachtlich (die Erkrankung tritt gehäuft bei Kindern und Jugendlichen auf, STINGL, 2004). Ferner bringen die Lebensumstände auf KarKar eine Vielzahl von Provokationsfaktoren für ein atopisches Ekzem mit sich: Hitze, Schwitzen, mechanische Traumata, mikrobiologische Hautbesiedlung (u.a. Staphylokokken, Pityrosporum ovale) und Aeroallergenkontakt (RING, 1996). Andererseits besteht zum einen kein oder nur geringer Kontakt zu Chemikalien wie z.B. Kosmetika, Desinfektionsmitteln und Detergentien (Störung des physiologischen Säureschutzmantels). Zum anderen könnte die hohe UV-Strahlung die Manifestation eines atopischen Ekzems unterdrücken.

Die Nahrungsmittelunverträglichkeiten

Anamnestische Nahrungsmittelunverträglichkeiten. Die Existenz von allergisch bedingten Nahrungsmittelunverträglichkeiten auf KarKar Island bleibt fraglich. Anamnestisch gaben 13 der 248 Untersuchten an, auf bestimmte Nahrungsmittel schon einmal Symptome entwickelt zu haben. Am häufigsten wurden hierbei Fischkonserven genannt (fünf Personen), gefolgt von Schweinefleisch und Süßkartoffeln (je zwei Personen), Mango, Meeresschildkrötenfleisch, Papaya und frischem Fisch (je eine Person) (vgl. Kap. 3.1.6). Somit klagten 5% der Probanden über eine subjektive Nahrungsmittelunverträglichkeit. Die entsprechenden Raten liegen in Europa mit 12%-19% (WÜTHRICH, 1996) bzw. 25% (BJÖRNSSON, 1996, Schweden) deutlich höher. Dies könnte u.a. auf ein gesteigertes Bewusstsein der Europäer hinsichtlich der Existenz von Nahrungsmittelunverträglichkeiten zurückzuführen sein.

RAST. Gegen mindestens eines der getesteten Nahrungsmittel waren im Prick und/oder RAST 44% der Probanden sensibilisiert (vgl. Kap. 3.4.2). Mittels RAST fanden sich wesentlich höheren Sensibilisierungsraten als mittels Prick (acht getestete Nahrungsmittelallergene). Insgesamt 43% der Personen wiesen Antikörper gegen mindestens eines der getesteten Nahrungsmittel auf. In entsprechenden Untersuchungen z.B. in Schweden fanden sich bei nur 6% der Erwachsenen Antikörper (sechs getestete Nahrungsmittelallergene).

Bei jeweils 7% der Probanden konnten spezifische Antikörper gegen Hühnereiweiß bzw. Milcheiweiß und bei 6% der Probanden gegen Dorsch nachgewiesen werden. Die entsprechenden Zahlen beliefen sich in Schweden nur auf 0,8%, 1,0% und 0,3% (BJÖRNSSON, 1996).

Prick. Bei nur 2% der Insulaner führte die Prick Testung (drei getestete Nahrungsmittelallergene) zu mindestens einer positiven Hautreaktion.

Beurteilung. Bei der Beurteilung, ob und wie häufig allergisch bedingte Nahrungsmittelunverträglichkeit auf KarKar Island tatsächlich vorkommen, dürfte u.a. besonders die Abgrenzung zu toxisch bedingten Nahrungsmittelunverträglichkeiten von großer Relevanz sein. Auffallend ist, dass von den 13 Probanden, die anamnestisch eine Unverträglichkeit angaben, bereits fünf Personen den Genuss von Fischkonserven (Makrele) als Auslöser von Symptomen (Erbrechen) nannten. Der Inhalt der Konserven wird oft auch noch nach längerer Aufbewahrung in geöffnetem Zustand verzehrt (Umgebungstemperaturen von bis zu 30°C!). Im RAST auf Dorsch und Bastardmakrele sowie im Prick Dorsch fanden sich keine Hinweise auf eine Sensibilisierung. Dementsprechend dürfte die Symptomatik auf eine Ingestion des Aminosäureabbauproduktes Histamin und einer nachfolgenden Scombroid-Reaktion zurückzuführen sein.

Werden die wahrscheinlich toxisch bedingten Nahrungsmittelunverträglichkeiten nicht berücksichtigt, so verbleiben fünf Probanden, bei denen eine Nahrungsmittelallergie möglich erscheint. Da sich die beschriebene Symptomatik aber meist nicht schlüssig darstellte (vgl. Kap. 3.1.6) und Nahrungsmittelexpositionen nicht durchgeführt wurden, ist es unwahrscheinlich, dass tatsächlich 2,0% (5/248) der Insulaner unter einer Nahrungsmittelallergie leiden[8] (in Frage kommende Allergene: Süßkartoffel, Meeresschildkrötenfleisch, Papaya, frischer Fisch).

Zu bedenken ist hierbei auch, dass zwei der fünf Probanden, bei denen eine Nahrungsmittelallergie möglich erschien (je einmal auf frischen Fisch und Papaya) Atemnot als Symptom beklagten. Manifestationen einer Nahrungsmittelallergie am Respirationstrakt sind jedoch sehr selten (BJÖRKSTÉN, 1996). Des weiteren ist zwar bekannt, dass bestimmte Nahrungsmittelallergien bei Latexallergikern (der Proband mit der fraglichen Allergie gegen frischen Fisch war gegen Latex allergisch) gehäuft auftreten, doch werden Allergien gegen Fisch nicht mit Latexallergien in Verbindung gebracht (DELBOURG, 1996; HELBLING, 1996; BEEZHOLD, 1995; BRUGNAMI, 1995; BLANCO, 1994).

---

8. In Europa finden sich Prävalenzen allergisch bedingter Nahrungsmittelunverträglichkeiten von ca. 1%. Im ambulanten Patientengut einer spanischen Klinik (Guipúzcoa) wiesen 0,98% der Untersuchten eine Nahrungsmittelallergie auf (JORAL, 1995).

4.4 Geringe Prävalenz atopischer Erkrankungen auf KarKar Island trotz hoher Antigenbelastung, starker RAST Sensibilisierungen und hoher Gesamt-IgE Werte

4.4.1 Hohe Antigenbelastung

Auf eine hohe Antigenbelastung deuten sowohl die auf KarKar anzutreffenden Umweltbedingungen als auch die starken Sensibilisierungen (vgl. Kap. 4.4.2) hin.

Die Umweltbedingungen schaffen einen idealen Lebensraum für Hausstaubmilben und Schaben, die zu den bedeutendsten Quellen tierischer Antigene gehören (Abhandlung in Kap. 4.5.1 und 4.5.2).

Ferner kann aufgrund der folgenden Fakten von einer beträchtlichen Belastung mit tierischen Antigenen ausgegangen werden: Mit 91% (225/248) klagte der Großteil der Befragten über Ratten im Haus. Insgesamt 60% der Untersuchten gaben an, als Haustier einen Hund und/oder eine Katze zu besitzen. Des weiteren sind fast überall Nutztiere anzutreffenden, die in der Regel ebenfalls in engem Kontakt mit dem Menschen leben (vgl. Kap. 3.1.4).

Neben den in Kap. 4.5.3 abgehandelten Pollen dürften bei den gleichbleibend feuchtwarmen, tropischen Lebensbedingungen inmitten der reichen Vegetation vor allem Pilzantigenen eine enorme Bedeutung zukommen.

Einen Hinweis auf eine beträchtliche Allergenbelastung gibt auch die Vielzahl positiver RAST Ergebnisse (vgl. Kap. 4.4.2).

Eine niedrige Antigenbelastung der Insulaner scheint somit als Erklärungsmöglichkeit für die geringe Prävalenz atopischer Erkrankungen auf KarKar auszuscheiden.

4.4.2 Starke Sensibilisierung

Aeroallergene. Trotz der geringen Prävalenz atopischer Erkrankungen auf KarKar Island fanden sich im Untersuchungskollektiv häufige und starke Sensibilisierungen. Gegen mindestens eines der getesteten Aeroallergene waren 83% (207/248) der Probanden im Prick und/oder RAST sensibilisiert. Begnügt man sich für die Klassifikation einer Person als Atopiker mit einer Aeroallergen Sensibilisierung, so können 83% der Insulaner als Atopiker bezeichnet werden. Nach unserem Wissen wurde bisher aus keinem anderen Land von einer höheren „Atopikerprävalenz" berichtet (vgl. auch Tab. 15, Spalte „Atopiker laut Prick und/oder RAST").

Nahrungsmittelallergene. Gegen mindestens eines der getesteten Nahrungsmittelallergene waren 44% (109/248) der Untersuchten im Prick und/oder RAST sensibilisiert.

Die Diskrepanz zwischen Prick- und RAST-Ergebnissen ist besonders auffällig: Legt man bei der Atopie Beurteilung positive RAST Ergebnisse auf Aeroallergene zugrunde, so waren 82% der Probanden als Atopiker einzustufen. Dies ist ebenfalls der höchste Prozentsatz, über den bisher berichtet wurde (vgl. auch Tab. 15, Spalte „Atopiker laut RAST"). Bezieht man sich hingegen ausschließlich auf die Prick Ergebnisse, so waren nur 26% - bzw. lediglich 20% bei einem cutoff von 3 mm - der Untersuchten Atopiker. Im Ländervergleich (positive Prick Reaktionen auf Aeroallergene) zeigte sich eine große Spannweite der Prävalenzen: von 11% bis 64%. Papua Neuguinea liegt zusammen mit

Land	Prick cutoff ≥	Atopiker lt. Prick u/o RAST	Atopiker lt. Prick (Anzahl v. getesteten A)		Atopiker lt. RAST (Anzahl v. getesteten A)		Quelle, Jahr
Papua Neuguinea	2 mm	83%	26%	(7)	82%	(10)	HERBERT, 2000
Papua Neuguinea	3 mm	83%	20%	(7)	82%	(10)	HERBERT, 2000
Malaysia[9]	3 mm	64%	64%	(9)			LEUNG, 1994
Hongkong[10]	3 mm	58%	58%	(9)			LEUNG, 1994
Österreich[11]	2 mm	51%	51%	(11)			SCHÜTZ-K, 1995
China[12]	3 mm	49%	49%	(9)			LEUNG, 1994
Schweden[13]	3 mm	43%	43%	(10)			NORRMAN, 1994
Australien[14]	3 mm	42%	42%	(8)			PEAT, 1994
Schweden[15]	3 mm	41%	36%	(11)	32%	(5)	PLASCHKE, 1996
Deutschland-W[16]	3 mm	37%	37%	(6)			MUTIUS, 1994
Deutschland[17]	2 mm	35%	35%	(4)[18]			SCHÄFER, 1996
Schweiz[19]	3 mm	32%	23%	(8)	29%	(8)	WÜTHRICH, 1995
Italien[20]	3 mm	31%	31%	(12)			BALDACCI, 1996
Australien[21]	3 mm	30%	30%	(15)			VEALE, 1996
Schweden[22]	3 mm	30%	30%	(8)			BRABÄCK, 1995
Deutschland-Bay[23]	3 mm	27%	27%	(4)			SCHÄFER, 1993
Guinea-Bissau[24]	3 mm	20%	20%	(7)			SHAHEEN, 1996
Deutschland-Bay[25]	3 mm	20%	20%	(6)			MUTIUS, 1996
Deutschland-O[26]	3 mm	18%	18%	(6)			MUTIUS, 1994
Polen[27]	3 mm	14%	14%	(8)			BRABÄCK, 1995
Estland[28]	3 mm	11%	11%	(8)			BRABÄCK, 1995
Deutschland-W[29]	3 mm	-	36%	(5)	40%	(5)	NOWACK, 1996
Deutschland-O[30]	3 mm	-	30%	(5)	34%	(5)	NOWACK, 1996

Tab. 15: Prozentualer Anteil von Atopikern auf der Basis von positiven Prick- und/oder RAST-Ergebnissen gegenüber Aeroallergenen (=A) in der Bevölkerung verschiedener Länder.

---

9. Gesamtstudie n=409, Prick-Ergebnisse von n´=321
10. Gesamtstudie n=1062, Prick-Ergebnisse von n´=471
11. Wiener Bevölkerung
12. Gesamtstudie n=737, Prick-Ergebnisse von n´=647
13. Nord-Schweden, Untersuchungsjahr 1987, n=1112 Schüler
14. Sydney, n=1339 Schüler
15. Kollektiv: 20-46-jährige aus 3 verschiedenen Regionen von Schweden, n=1572
16. D.-West: München, 9-11-jährige Kinder, Gesamtstudie n=5030, Prick-Ergebnisse v. n´=4451
17. Kollektiv: 5-7-jährige Kinder in Ost- und Westdeutschland (1991), Gesamtstudie n=1273

4. Diskussion 75

Polen, Estland, Ostdeutschland, Bayern und Guinea Bissau in der Gruppe der Länder mit eher geringeren Sensibilisierungsraten gegen Aeroallergene in der Prick Testung (vgl. Tab. 15, Spalte „Atopiker laut Prick").

a) Sensibilisierung gemäß Prick Testung

Im Prick Test zeigten 26% der Probanden eine positive Hautreaktion von ≥ 2 mm[31] auf mindestens eines der im Jahr 1996/97 getesteten sieben Aeroallergene (D. pt., D. fa., Beifuß, Gräsermischung, Hund, Katze, Ratte) (vgl. Kap. 3.4.1). Im Folgenden ist in absteigender Anordnung aufgeführt, wie viel Prozent der Untersuchten im Prick auf das jeweilige Allergen eine positive Hautreaktion ≥ 3 mm entwickelten[32].

Aeroallergene: Dermatophagoides pteronyssinus 39,9% (2001/02) bzw. 16,4% (1996/97), Blomia tropicalis 26,6%, Dermatophagoides farinae 13,9%, Kakerlake (Allergopharma) 15,4%, Kakerlake (Stallergene) 9,8%, Schimmel (Cladosporum herbarum) 1,4%, Gräserpollenmischung 1,4% (2001/02) bzw. 1,2% (1996/97), Beifußpollen 1,2%, Hundeepithelien 1,2%, Rattenepithelien 0,8%, Katzenepithelien 0,4%, Schweineepithel 0,0% und Hühnerfedern 0,0%. *Nahrungsmittelallergene:* Hühnerei 0,8%, Kuhmilch 0,4%, Dorsch 0,4% und Banane 0,0%. *Diverse Allergene (Dermatophyten und Latex):* Epidermophyton floccosum 10,5%, Trichophyton rubrum 7,0%, Trichophyton mentagrophytes 5,6% und Latex 0,0%.

Den beiden Hausstaubmilbenspezies und Blomia tropicalis kam hinsichtlich der Auslösung positiver Prick Reaktionen eine überragende Bedeutung zu. An zweiter Stelle fanden sich die Kakerlakenantigene. Die anderen Aeroallergene (Cladosporum herbarum, Pollen und Tierepithelien) spielten nur eine untergeordnete Rolle. Dies entspricht tendenziell Untersuchungen aus den Highlands von Papua Neuguinea (TURNER, 1985) und Ergebnissen aus Guinea-Bissau (SHAHEEN, 1996). Auf Hundeepithelien reagierten

---

18. Neben 4 Aeroallergenen gingen 2 Nahrungsmittelallergene ein
19. SAPALDIA Study (18-60-jährige), n=8357
20. Norditalien, n=2841, Alter der Probanden: 8-75 J.
21. Aboriginals (Australien), n=1252, Untersuchungsjahre: 1990/91
22. Nordschweden, Sundsvall, Prick-Ergebnisse von n=640 Schülern, Untersuchungsjahr 1992
23. D., Bayern, 5-6-jährige Schüler, n=1066, Untersuchungsjahre: 1988/89
24. Guinea-Bissau, Westafrika, 14-21-jährige Probanden, n=395
25. D.: Bayern, 9-11-jährige Kinder, Gesamtstudie n=1958, Prick-Ergebnisse von n´=1357
26. D.-Ost: Leipzig, Halle, 9-11-jährige Kinder, Gesamtstudie n=2623, Prick-Ergebn. v. n´=2335
27. Konin, Prick-Ergebnisse von n=358 Schülern, Untersuchungsjahr 1992
28. Tallinn n=597, Tartu n=637, Schüler, Untersuchungsjahr 1992
29. D.-West: Hamburg; 20-44-jährige Probanden, n=3156, Prick/RAST-Ergebnisse von n´=1159
30. D.-Ost: Erfurt; 20-44-jährige Probanden, n=3272, Prick/RAST-Ergebnisse von n´=731
31. bzw. 20% bei einem cutoff von ≥ 3 mm.
32. In der vorliegenden Auflistung sind auch die Ergebnisse der Prick Testungen des Jahres 2001/02 aufgeführt. Vgl. die graphische Darstellung in Kap. 3.2.1

beispielsweise nur 2% der Untersuchten (cutoff ≥ 2 mm). Letzterer Wert bestätigt Ergebnisse von Dowse (1985), der ebenfalls von einer positiven Prick Reaktion bei 2% seiner Probanden in Papua Neuguinea bei Testung auf Hundeepithel berichtete. Gegen die getesteten Nahrungsmittelallergene (Hühnerei, Dorsch, Kuhmilch und Banane) wiesen nur 0-1% der Personen einen positiven Prick Test auf (vgl. Kap. 3.4.2).

In anderen Ländern wurden konträre Sensibilisierungsmuster festgestellt. Beispielsweise spielen in Schweden Hausstaubmilben scheinbar eine geringere Rolle als andere Aeroallergene. Insgesamt 35,6% der erwachsenen Schweden wiesen mindestens ein positives Prick Ergebnis auf eines von elf Aeroallergenen auf (Plaschke, 1996). Hierbei waren gegen D. pt. nur 10,1% der Schweden sensibilisiert. Die Vergleichswerte auf KarKar beliefen sich auf 44,1% im Jahr 2001/02 bzw. 21,7% im Jahr 1996/97 (cutoff ≥ 2 mm). Höhere Sensibilisierungsraten im Prick fanden sich in Schweden mit 15,3% gegen Katzenepithelien (KarKar: 1%), mit 13,9% gegen Hundeepithelien (KarKar: 2%) und mit 16,2% gegen Gräser (KarKar: 2%). Im Gegensatz zu KarKar Island scheint in vielen europäischen Ländern die Sensibilisierung gegen Tierepithelien und Pollen, nicht aber gegen Hausstaubmilben (und Kakerlaken) von größerer Bedeutung zu sein.

b) Sensibilisierung gemäß RAST Ergebnissen

Aeroallergene und Nahrungsmittelallergene. Ein positives RAST Ergebnis (RAST Klasse > 0) auf mindestens eines der zehn getesteten Aeroallergene (D. pt., D. fa., Beifuß, Lieschgras, Hundeepithel, Rattenepithel, Schweineepithel, Katzenepithel, Schabe, Latex) zeigten 82% (204/248) der Untersuchten (vgl. Kap. 3.4.1). Ein positives RAST Ergebnis (RAST Klasse >0) auf mindestens eines der acht getesteten Nahrungsmittelallergene (Hühnereiweiß, Dorsch, Milcheiweiß, Süßkartoffel, Makrele, Mango, Banane, Papaya) wiesen 43% (107/248) der Untersuchten auf (vgl. Kap. 3.4.2).

Ascaris lumbricoides. IgE Antikörper gegen Ascaris lumbricoides sind nicht im Zusammenhang mit atopischen Erkrankungen zu sehen, sondern als Hinweis auf eine Helminthose. Eine Sensibilisierung gegen Ascaris lag bei 82% (203/248) der Untersuchten vor (vgl. Kap. 3.3.2.1). Da Hausstaubmilben, Schaben und in geringerem Maße Pollen für die Auslösung atopischer Erkrankungen auf KarKar Island von Bedeutung zu sein scheinen, sind im Anschluss lediglich die Sensibilisierungshäufigkeiten gegenüber diesen Aeroallergene aufgeführt. Eine detailliertere Betrachtung erfolgt in Kap. 4.5.

Hausstaubmilben. Gegen die Aeroallergene D. pt. waren 73% der Untersuchten sensibilisiert, gegen D. fa. 70%.

Schaben. Eine Sensibilisierung gegen Blattella germanica (Schabe) zeigten 57% der Personen (vgl. Kap. 3.3.2.3).

Pollen. Von den Untersuchten wiesen 31% (78/248) Antikörper gegen die Pollen von Phleum pratense (Lieschgras) auf (vgl. Kap. 3.3.2.6). Gegen Artemisia vulgaris (Beifuß) zeigte sich mit 22% eine geringere Sensibilisierungshäufigkeit als gegen Lieschgras.

Banane. Die Banane (Musa paradisiaca/sapientum) stellt auf KarKar Island eines der wichtigsten Nahrungsmittel dar. Eine große Anzahl verschiedener Arten (u.a. Kochbananen) werden kultiviert. Entsprechend ihrer starken Verbreitung fand sich für die Banane mit 33% die höchste Sensibilisierungshäufigkeit unter allen Nahrungsmitteln (vgl. Kap. 3.3.2.4). Keiner der Untersuchten klagte jedoch über eine Unverträglichkeitsreaktion.

4. Diskussion

Süßkartoffel. Ebenso bedeutend wie die Banane ist die Süßkartoffel (Batate), die Wurzelknolle der in Amerika beheimateten Ipomoea batatus. Wegen ihres hohen Stärkeanteils ist sie in den gesamten Tropen ein wichtiges Lebensmittel. Insgesamt 26% der Probanden waren sensibilisiert (vgl. Kap. 3.3.2.4).

Papaya. An dritter Stelle der Sensibilisierungshäufigkeiten auf Nahrungsmittel folgte mit 22% (55/248) die Papaya, Frucht des ursprünglich in Mittelamerika beheimateten, ca. sechs Meter hohen Melonenbaums (Carica papaya; lat. carica = Feige). Dieser ist an vielen Plätzen auf der Insel anzutreffen. Die Papaya wirkt aufgrund der Protease Papain verdauungsfördernd. In der traditionellen Medizin der KarKar werden ihre Kerne als Mittel gegen Wurminfektionen (Anthelminthicum) eingesetzt. Von 248 Probanden gab lediglich einer eine Papayaunverträglichkeit an. Seine Sensibilisierung war mit RAST Klasse 1 nur schwach (vgl. Kap. 3.1.6).

Mango. Antikörper gegen Mango wiesen 19% (47/248) der Untersuchten auf. Der indische Mangobaum, Mangifera indica, ist eine bedeutende tropische Obstpflanze. Einer der 248 Probanden gab anamnestisch eine nicht objektivierbare, einmalige Urtikaria nach Mangogenuss an. Eine Sensibilisierung gegen Mango lag bei ihm jedoch nicht vor (vgl. Kap. 3.1.6).

Andere Nahrungsmittel. Die niedrigsten Sensibilisierungsraten (unter 10%) fanden sich für Fisch (8% bei Bastardmakrele, 6% bei Dorsch), Milch- und Hühnereiweiß (je 7%).

Tierepithelien. Betrachtet man die Sensibilisierungen gegen Tierepithelien, so steht die Sensibilisierungsrate gegen Schweineepithel mit 25% noch vor Hundeepithel mit 19% und Katzenschuppen mit 19% an erster Stelle (vgl. Kap. 3.3.2.5). Dies ist wohl unter anderem darauf zurückzuführen, dass das Schwein – ebenso wie Hund und Katze – in unmittelbarer Nähe zum Menschen lebt (vgl. 3.1.4 Tierhaltung). Dem Schwein kommt aus kulturellen Gründen fast der Status eines Haustieres zu, sein Wert übersteigt den von Hunden weit. Hunde- und Katzenbesitzer waren nicht signifikant häufiger gegen die Antigene dieser Haustiere sensibilisiert als der Durchschnitt aller Probanden. Dies könnte im Zusammenhang mit einer Studie von Bsacom gesehen werden. Sie zeigte, dass die Konzentration von Hunde- und/oder Katzenallergenen auch in vielen Häusern, in denen diese Tiere nicht gehalten werden, hoch ist (BSACOM, 1996). Da die Haustiere auf KarKar Island frei umherlaufen, haben auch Personen, die eigentlich weder Hunde noch Katzen besitzen, regelmäßig mit diesen Kontakt. Die mit 4% (10/248) relativ seltene Sensibilisierung gegen Rattenepithel ist in Anbetracht der Tatsache, dass diese Tiere mindestens in 91% (225/248) der Hütten vorkommen und eine starke allergene Potenz aufweisen (HOLLANDER, 1996), verwunderlich. Ob dieses Ergebnis auf eine Inkongruenz der Allergenarten (Testallergen versus reelles Rattenallergen auf KarKar) zurückzuführen ist, bleibt spekulativ.

Latex. Antikörper gegen Latex fanden sich bei 14% der Untersuchten (vgl. Kap. 3.3.2.7). Weitere Ausführungen s. Kap. 4.7.2.

Gummi arabicum. Auf KarKar weisen 23% der Untersuchten eine Sensibilisierung gegen Gummi arabicum auf (vgl. Kap. 3.3.2.8). Als Gummi arabicum („Akaziengummi") wird die getrocknete Absonderung verschiedener zu den Leguminosen gehörigen Akazienarten (z.B. Acacia senegal) bezeichnet (der Name „arabicum" rührt von der Verbreitung dieses Produktes durch die Araber bereits im 11. Jahrhundert her). Gummi arabicum wird im Wesentlichen in der Lebensmittelindustrie unter der Bezeichnung „E 414" als Stabilisator, Dickungs- und Geliermittel z.B. bei der Produktion von fertigen Kuchenmischungen eingesetzt (JÄGER, 1998). In westlichen Ländern entwickeln nur wenige Menschen Überempfindlichkeiten durch das Einatmen oder den Verzehr der genannten Substanz (HANSEN, 1984). Da die KarKar in der Regel keine Fertiggerichte zu sich nehmen, dürften ihre hohen Sensibilisierungsraten auf eine direkte Sensibilisierung durch Acacia auriculiformis zurückzuführen sein. Acacia auriculiformis ist eine auf Papua Neuguinea beheimatete Baumart, die mit Acacia senegal verwandt ist (FRANKE, 1997). Die Pflanze scheint auf der ganzen Insel vorzukommen, da sensibilisierte Personen in allen untersuchten Dörfern – sowohl an der Küste als auch in höheren Lagen – leben.

Zusammenfassend konnte bei den KarKar eine beträchtliche Bildung von IgE gegen Hausstaubmilben, Schaben, Pollen, Nahrungsmittel, Tierepithelien etc nachgewiesen werden. Eine fehlende bzw. niedrige Sensibilisierung der Insulaner scheidet somit als Erklärungsmöglichkeit für die geringe Prävalenz atopischer Erkrankungen ebenso wie eine geringe Antigenbelastung aus. Der These, parasitäre Infektionen würden die Synthese von spezifischem IgE unterdrücken (TURNER, 1985; 1978), kann nicht gefolgt werden.

4.4.3 Die Bedeutung von Prick- und RAST-Ergebnissen für die Diagnostik atopischer Erkrankungen auf KarKar Island

a) Bedeutung der Prick Ergebnisse

Die Personen mit atopischer Erkrankung wiesen für beide Milbenspezies höchst signifikant ($p<0,001$, Fisher's exact test) häufiger positive Prick Reaktionen auf, als die Personen ohne atopische Erkrankung[33]. Insgesamt 66,7% (8/12) der Personen mit atopischer Erkrankung zeigten eine positive Hautreaktion auf D. pt. Allergenextrakte, bei den Personen ohne atopische Erkrankung hingegen nur 19,4% (45/232). Die Werte für D. fa. lagen bei 66,7% (8/12) für Personen mit atopischer Erkrankung und 15,9% (37/232) für Personen ohne atopische Erkrankung. Dennoch entwickelte die Mehrzahl der Probanden mit positiven Prick Reaktionen auf Milbenextrakte keine Symptome einer atopischen Erkrankung. Dies steht im Einklang mit Untersuchungen in Australien (WOOLCOCK, 1996). Für folgende Substanzen ließ sich bei der geringen Fallzahl nur eine Tendenz zu höheren Prick Werten bei Atopikern erkennen: Gegenüber Dorsch wiesen 9,1% (1/11) der Personen mit atopischer Erkrankung, aber nur 0,4% (1/232) der Personen ohne atopische Erkrankung positive Testreaktionen auf. Die Werte für Gräserpollen, Beifußpollen und Hundeepithelien beliefen sich für Probanden mit atopischer Erkrankung auf jeweils 9,1% und für Personen ohne atopische Erkrankung auf je 1,3% (vgl. Kap. 3.6.8).

Die bei Personen mit atopischer Erkrankung höchst signifikante Häufung positiver Hautreaktionen auf die klinisch am relevantesten Allergene, D. pt. und Der. fa, belegt

---

33. Für einen der 13 Probanden mit atopischer Erkrankung lagen keine Prick-Ergebnisse vor; vgl. Kap. 3.6.8.

4. Diskussion

die Brauchbarkeit von Prick Testungen bei der Diagnose atopischer Erkrankungen auf KarKar Island.

b) Bedeutung der RAST Ergebnisse

Trotz der geringen Prävalenz atopischer Erkrankungen auf KarKar Island fanden sich in der Gesamtheit der Untersuchten – also auch bei den Personen ohne atopische Erkrankung – häufige und starke Sensibilisierungen im RAST (vgl. Kap. 3.3.2).

Personen mit atopischer Erkrankung waren im Vergleich zu den Personen ohne atopische Erkrankung nur unwesentlich häufiger gegen die getesteten Allergene sensibilisiert (signifikant höhere Sensibilisierungen traten lediglich bei Gummi arabicum auf, vgl. Kap. 3.6.10). Es zeigte sich ferner ein völlig analoges Sensibilisierungsmuster bei Personen mit atopischer Erkrankung und Personen ohne atopische Erkrankung. Bildeten die Personen mit atopischer Erkrankung gegen ein bestimmtes Allergen häufig Antikörper, so fanden sich auch bei den Personen ohne atopische Erkrankung häufig Antikörper gegen eben dieses Allergen (vgl. Abb. 37).

Unerwarteter Weise fanden sich tendenziell höhere RAST Sensibilisierungswerte im Bergdorf als in den Küstendörfern, obwohl im Bergdorf Gamog signifikant weniger Personen unter einer atopischen Erkrankung litten als in den Küstendörfern (vgl. Kap. 3.5.8).

Folglich scheint den RAST Ergebnissen - also den Konzentrationen von spezifischem IgE im Serum - für die Diagnose atopischer Erkrankungen auf KarKar Island keine wesentliche Bedeutung zuzukommen[34]. Das Auftreten von spezifischem IgE könnte lediglich als „conditio sine qua non", also als eine notwendige, aber bei weitem nicht hinreichende Bedingung für die Manifestation einer atopischen Erkrankung gewertet werden. Die Diskrepanz der Sensibilisierungshäufigkeiten gegenüber einem Allergen im Prick und RAST verdeutlicht, dass die Prick Resultate den biologischen Effekt eines Allergens in vivo aufzeigen, wohingegen die In-vitro Messung von spezifischem IgE lediglich die Konzentration der Immunglobuline im Serum widerspiegeln (so auch DROSTE, 1996). Somit sind auf KarKar Island positive Prick Ergebnisse (anders als positive RAST Ergebnisse) als diagnostischer Hinweis auf das Vorliegen einer atopischen Erkrankung zu betrachten.

4.4.4 Hohe Gesamt-IgE Werte

Bei der Betrachtung des Gesamt-IgE aller 248 Probanden fielen deutlich erhöhte Werte auf. Das arithmetische Mittel belief sich auf 2288 (± 3281) kU/l, der Median auf 1155 kU/l (vgl. Kap. 3.3.1). Das höchste gemessene Gesamt-IgE lag bei 31400 kU/l. In einer französischen Studie aus dem Jahr 1990 belief sich der Median auf lediglich 33 kU/l, der höchste Wert auf 3968 kU/l (ORYSZCZYN, 1995). Bei 75% (187/248) der KarKar

---

34. In europäischen Studien konnte jedoch ein Zusammenhang von spezifischem IgE und der Manifestation von allergischen Erkrankungen nachgewiesen werden; so z.B. PASTORELLO, 1995 (Italien).

Insulaner fand sich ein Wert >400 kU/l, was relativ typisch für parasitäre bzw. atopische Erkrankungen ist (RING, 1995). In 96% der Fälle lag das Gesamt-IgE über 100 kU/l[35] (vgl. Kap. 3.3.1). Bei der geringen Prävalenz atopischer Erkrankungen und der enormen Verbreitung parasitärer Infektionen kann ein erhöhtes Gesamt-IgE per se nicht als Hinweis auf das Vorliegen einer atopischen Erkrankung gewertet werden. Bei den Personen ohne atopische Erkrankung fand sich denn auch ein hohes mittleres Gesamt-IgE (arithmetisch) von 2250,1 (±3305,1) kU/l. Dies dürfte weitgehend auf parasitäre Erkrankungen zurückzuführen sein. Es ist davon auszugehen, dass die große Anzahl von Familienmitgliedern auf KarKar Island und ihr enges Zusammenleben die Verbreitung parasitärer Erkrankungen fördert. Ein Zusammenhang von hohen Gesamt-IgE Werten und großen Familien wurde mehrfach beschrieben (so z.B. WJST, 1994).

Bei einem Vergleich der bereits stark erhöhten Gesamt-IgE Werte von Personen ohne atopische Erkrankung mit den Gesamt-IgE Werten von Probanden mit atopischen Erkrankungen zeigte sich, dass die Personen mit atopischen Erkrankungen nochmals signifikant höhere durchschnittliche Gesamt-IgE Werte aufwiesen (p<0,05) (Wilcoxon-Test). Die 235 Personen ohne atopische Erkrankung zeigten ein durchschnittliches Gesamt-IgE von „nur" 2250,1 (±3305,1) kU/l, die 13 Probanden mit atopischer Erkrankung hingegen ein Gesamt-IgE von 2970,0 (±2830,9) kU/l (vgl. Kap. 3.6.9). Dies weist darauf hin, dass auch bei einer bereits erfolgten Erhöhung der IgE-Bildung im Rahmen parasitärer Infekte eine zusätzliche Stimulation der IgE-Synthese bei Hinzutreten einer atopischen Erkrankung möglich ist: Aus dem Vorliegen einer atopischen Erkrankung resultiert eine rein rechnerische durchschnittliche Erhöhung des Gesamt-IgE von 719,9 kU/l (vgl. Kap. 3.6.9).

4.5 Relevante Allergene für die Auslösung atopischer Erkrankungen auf KarKar Island

Folgende Allergene waren im Probandengut wahrscheinlicher Auslöser für atopische Manifestationen: in zwölf Fällen Hausstaubmilben (möglicherweise auch Blomia tropicalis), in vier Fällen Pollen (viermal Gräserpollen, je einmal Kräuter- und Mangopollen), in zwei Fällen Tierepithelien (einmal Schwein, einmal Hund) und in je einem Fall Latex sowie Schabe (vgl. Kap. 3.5.6). Auf die genannten Allergene soll im Folgenden eingegangen werden.

4.5.1 Die Hausstaubmilben und Blomia tropicalis

Die Milben (Acari) gehören mit ihren 10.000 Arten in die Ordnung der Spinnentiere (SPIEKSMA, 1997). Die zur Familie der Pyroglyphiden zählenden Arten Dermatophagoides pteronyssinus (D. pt.) und Dermatophagoides farinae (D. fa.) sind als Hausstaubmilben weltweit von großer Relevanz. Hauptallergen ist das Glykoprotein P1, welches sich in ihren ca. 30 μm großen Kotballen findet und zur Manifestation atopischer Erkrankun-

---

35. In Europa finden sich bedeutend niedrigere Werte: in Österreich (Wien) wiesen z.B. nur 34,6% eines randomisierten Kollektives Gesamt-IgE-Werte über 100 kU/l auf (SCHÜTZ-KISS, 1995).

4. Diskussion

gen führen kann. Milbenallergene weisen eine hohe Stabilität auf. Die Verringerung der Belastung mit Hausstaubmilbenallergenen durch natürliche Abbauvorgänge ist auch im tropischen Klima gering (DE BOER, 1995). Bei Blomia tropicalis handelt es sich um eine in den Tropen und Subtropen verbreitete Vorratsmilbe, die dort jedoch auch im Hausstaub nachgewiesen werden kann. Das Hauptallergen von Blomia tropicalis ist Blo t 5.

Bei 12 der 13 unter einer atopischen Erkrankung leidenden Personen schienen die getesteten Hausstaubmilben (D. pt. und/oder D. fa.) für die Symptome zumindest mitverantwortlich zu sein (vgl. Kap. 3.5.6). Dies entspricht Ergebnissen von TURNER, der nachweisen konnte, dass den Hausstaubmilben die ausschlaggebende Bedeutung hinsichtlich des Anstiegs der Asthmaprävalenz in den Highlands von Papua Neuguinea zukam (TURNER, 1985). Die Relevanz der Hausstaubmilben zeigt sich auch in den Prick- und RAST-Ergebnissen der vorliegenden Studie.

Von den 21 mittels *Prick* getesteten Allergenen riefen die beiden Hausstaubmilbenspezies und Blomia tropicalis neben Kakerlaken am häufigsten positive Hautreaktionen hervor. Im Jahr 1996/97 zeigten im Durchschnitt 21,7% der Probanden positive Prick Reaktionen auf D. pt. und 18% auf D. fa.[36]. Bei der Testung auf D. pt. im Jahr 2001/02 resultierten sogar 44,1%. *Dowse, 1985,* fand in Papua Neuguinea für beide Spezies Werte von je 21%. Die Prick Ergebnisse der beiden Hausstaubmilbenspezies korrelierten sehr stark miteinander ($r=0,86$, $p<0,001$, vgl. Kap. 3.2.2.2). Die Korrelation zwischen D. pt. und Blomia tropicalis war – wohl aufgrund der entfernteren Verwandtschaft - etwas geringer ($r=0,64$, $p<0,01$, Werte aus dem Jahr 2001/02). Im *RAST* wiesen sogar 73% der Untersuchten eine Sensibilisierung gegen D. pt. und 70% eine Sensibilisierung gegen D. fa. auf[37]. Für die beiden Milbenspezies lagen somit (nach Ascaris lumbricoides) die höchsten Sensibilisierungshäufigkeiten aller 20 gemessenen Allergene vor. Oft wurden sehr hohe RAST Klassen erreicht. Analog zu den Prick Resultaten fand sich eine sehr hohe Korrelation der RAST Klassen beider Spezies ($r=0,90$, $p<0,001$, vgl. Kap. 3.3.2.2).

Weiterhin zeigte sich eine hohe Korrelation von den RAST- mit den Prick-Ergebnissen[38]. Für D. pt. ergab sich ein Korrelationskoeffizient von 0,47 und für D. fa. von 0,45 (Irrtumswahrscheinlichkeit p bei beiden Korrelationen $<0,001$, vgl. Kap. 3.4.3).

Die genannten hohen Sensibilisierungen gegen die drei untersuchten Milbenspezies werfen u.a. die Frage auf, welche „Innenraumverhältnisse" in den Pfahlbauten herrschen, und wie sich diese auf die Stärke der Belastung mit Milbenallergenen auswirken könnten. Abb. 39 zeigt eine typische, traditionelle, vollständig aus organischem Material errichtete Hütte in Gamog.

Die Milben finden in den Pfahlbauten ideale Lebensbedingungen vor. In den Ritzen und Spalten der Böden aus Palmenholz (s. Abb. 40) liegen große Mengen organischen Materials, wie Hautschuppen von Bewohnern und Haustieren sowie Pflanzenfasern der

---

36. Bei Asthmatikern auf Kuba zeigten sich ebenfalls stärkere Prick-Reaktionen auf D. pt. als auf D. fa. (FERRÁNDIZ, 1996). Entsprechende Ergebnisse fand man bei Aboriginals in Australien (VEALE, 1996).
37. Die Dominanz von Der. pt gegenüber D. fa. steht im Einklang mit europäischen RAST Studien (z.B. ECHECHIPÍA, 1995).
38. Entsprechende Resultate erhielten GLEESON (1996) sowie DOTTERUD (1995).

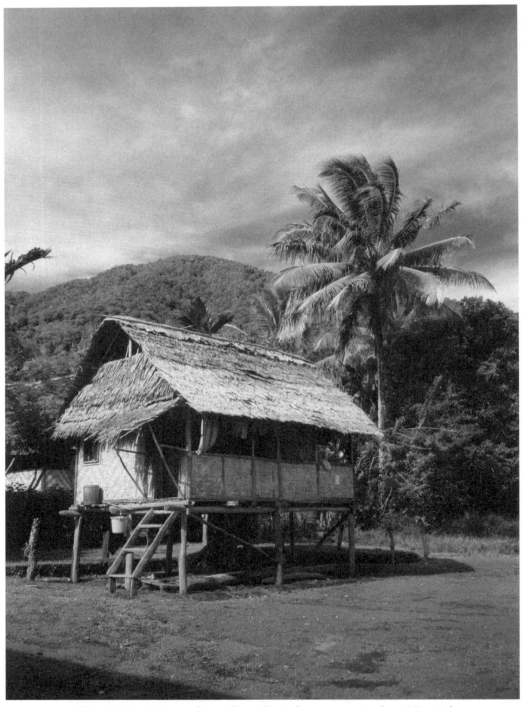

Abb. 39: Typische, traditionelle, vollständig aus organischem Material errichtete Hütte in Gamog.

4. Diskussion

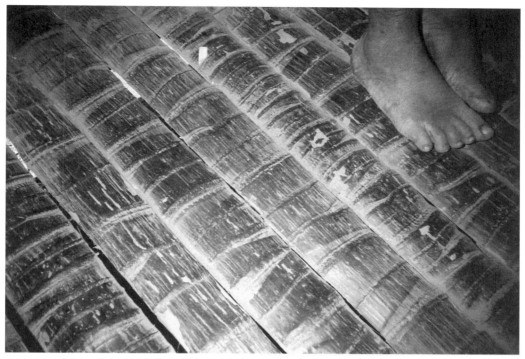

Abb. 40: Böden aus Palmenholz: In den Ritzen und Spalten können sich große Mengen organischen Materials, u.a. Hautschuppen von Bewohnern und Haustieren sammeln.

Behausung selbst. Diese werden bei den tropischen Temperaturen von durchschnittlich 28°C (HORNABROOK, 1975) und der hohen Luftfeuchtigkeit (3550 mm Niederschlag/J) schnell von Schimmelpilzen teilweise abgebaut und stellen dann Nahrung in großer Menge für die Milben dar. Das Nahrungsangebot ist jedoch nur selten der das Milbenwachstum limitierende Faktor. Vielmehr kommt der Temperatur und besonders der Luftfeuchtigkeit eine höhere Bedeutung zu (SPIEKSMA, 1997, FERNÁNDEZ-CALDAS, 1996; DOTTERUD, 1995; ECHECHIPÍA, 1995; MUNIR, 1995; PEAT, 1995). Die relative Luftfeuchtigkeit beträgt auf KarKar stets über 65%, so dass der Wasserhaushalt der Hausstaubmilben nicht gestört wird (bei einer relativen Luftfeuchtigkeit von unter 55% kann dies der Fall sein) (SPIEKSMA, 1997). Die Milben können sich in dem beschriebenen Milieu stark vermehren.

Die kunstvoll aus Blättern verschiedener Palmenarten[39] geflochtenen Dächer (s. Abb. 41 und 42) müssen ca. alle fünf Jahre erneuert werden. Nach diesem Zeitraum beginnen die Palmblätter mehr und mehr zu zerfallen. Sie halten deshalb den heftigen tropischen Regenfällen nicht mehr stand und die Feuchtigkeit in den Räumen steigt so noch mehr an. Die traditionellen Pfahlbauten können zusammenfassend als idealer Lebensraum für die Milben betrachtet werden.

---

39. Unter anderem wird hierfür die Sagopalme verwendet, EATON (1986).

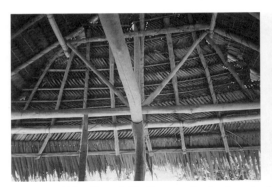 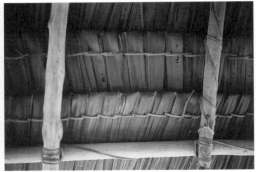

Abb. 41 und 42: Innenseite der kunstvoll aus Palmwedeln geflochtenen Dächer.

Da die Laken und geflochtenen Matten, auf denen die Bewohner schlafen, kaum ausgetauscht werden, können große Mengen von Allergenen in die Atemluft gelangen, welche die hohen RAST Sensibilisierungsraten erklären. Bereits 1985 maß Dowse den Laken eine essentielle Rolle bei der Auslösung atopischer Erkrankungen in Papua Neuguinea zu. Er postulierte einen Zusammenhang zwischen der Benutzung von Laken, die einen hervorragenden Lebensraum für Milben bieten können, und dem Anstieg von Asthma bronchiale (Dowse, 1985).

Neben den Hütten kann auch das Fell von Haustieren als Lebensraum für die Milben dienen. Eine 38-jährige Hausfrau litt an Atemnot mit Stridor sowie an einer mit Niesreiz einhergehenden starken Rhinokonjunktivitis u.a. bei Kontakt mit Katzen (vgl. Kap. 3.5.3, Pr. Nr. 162). Eine positive Prick Reaktion oder Sensibilisierung im RAST gegen Katzenepithelien lag jedoch nicht vor. Vielmehr zeigte sich eine starke Prick Reaktion sowie Sensibilisierung im RAST gegen beide Milbenspezies (vgl. Tab. 13). Die Symptomatik könnte auf im Fell der Katzen lebende Milben zurückzuführen sein (van der Veen, 1996, wies auf die Kontaminierung von Hundefell mit D. pt. hin). Auf die besondere allergologische Bedeutung von Milben in den Tropen wurde mehrfach hingewiesen. In Thailand fanden sich beispielsweise in 88,1% der Staubproben von Matratzen Hausstaubmilben (Malainual, 1995). Puerta (1993) konnte zeigen, dass unter tropischen Umweltbedingungen (Kolumbien) nicht nur die Pyroglyphiden D. pt. und D. fa. von großer Relevanz sind, sondern neben Blomia tropicalis auch Arten wie Chortoglyphus arcuatus, Lepidoglyphus destructor und Aleuroglyphus ovatus stark verbreitet sein können. Ähnliche Ergebnisse wurden aus Kuba berichtet (Ferrándiz, 1996). Möglicherweise liegen auch auf KarKar Island hohe Sensibilisierungen gegen die genannten Milbenspezies vor.

4.5.2 Die Kakerlaken

Die in Ritzen und Spalträumen lebenden, wärmeliebenden Schaben ernähren sich von tierischen sowie pflanzlichen Stoffen. Sie wurden mit Frachtgut über die ganze Erde verschleppt und sind in den Dörfern in großer Zahl anzutreffen. Eine der über 2200 Arten ist Blattella germanica (entgegen ihrem Namen ein Kosmopolit), gegen die 57%

4. Diskussion

(142/248) der Personen im RAST sensibilisiert waren[40] (vgl. Kap. 3.3.2.3). Die tatsächliche Relevanz von Schabenantigenen im Hinblick auf die Auslösung und Unterhaltung atopischer Erkrankungen[41] wurde höchstwahrscheinlich unterschätzt. Grund hierfür ist, dass atopische Symptome bei gleichzeitiger RAST Sensibilisierung gegen Milben und Schaben fälschlicherweise (ausschließlich) den Milben zugeordnet worden sein könnten. Die Sensibilisierung der Allergiker gegen Kakerlake (RAST) war beträchtlich: Neun der 13 Personen mit atopischer Erkrankung wiesen IgE Antikörper gegen Schabenantigene auf. Im Jahr 2001/02 erfolgten bei jedem der 143 Probanden zwei Prick Testungen auf Schabe[42]. Es zeigte sich, dass ein größerer Anteil von KarKar Insulanern Hautreaktionen auf Kakerlake (Allergopharma) entwickelte, als auf D. fa. (15,4% versus 13,9%, cutoff 3 mm). Zieht man jedoch auch die Ergebnisse der Milbenspezies D. pt. und Blomia tropicalis in Betracht, so sind die Prick Werte gegen Kakerlaken an zweiter Stelle hinter den Milben platziert[43] (vgl. Kap. 3.2.1). Auf die große Bedeutung von Schaben[44] und die deutliche Korrelation von Prick Ergebnissen auf Schabenallergene und Prick Ergebnissen auf Milbenallergene wies CUESTA (1995) hin. In unserer Studie fanden wir eine signifikante Korrelation von D. pt. und Blattella germanica (Allergopharma) ($r = 0{,}47$), D. pt. und Blattella germanica (Stallergene) ($r = 0{,}38$), Blomia tropicalis und Blattella germanica (Allergopharma) ($r = 0{,}58$) sowie Blomia tropicalis und Blattella germanica (Stallergene) ($r = 0{,}41$) (p jeweils $< 0{,}01$).

4.5.3 Andere Aeroallergene: Schimmelpilze, Pollen und Tierepithelien

a) Schimmelpilze

Aus der heterogenen Gruppe der Schimmelpilze wurde nur auf den häufig in der Atemluft nachzuweisenden Vertreter Cladosporium herbarum getestet. Obwohl Schimmelpilze unter den klimatischen Verhältnissen auf KarKar reichlich auf verrottendem organischen Material wachsen dürften, fand sich bei der Prick Testung im Jahr 2001/02 lediglich eine Häufigkeit positiver Hautreaktionen von 1,4%. Da die Testung nicht am Hauptkollektiv durchgeführt wurde, konnte keine Korrelation zwischen atopischen Erkrankungen und Sensibilisierung gegenüber Cladosporium durchgeführt werden. Die

---

40. Lediglich 9% der gesunden Kinder in Ägypten wiesen Kakerlakenantikörper auf (EL-GAMAL, 1995).
41. Im Tierversuch wurde z.B. nachgewiesen, dass eine wiederholte Belastung der Atemluft mit Kakerlakenallergenen zu einer spezifischen Atemwegsobstruktion führen kann (KANG, 1996).
42. Die Ergebnisse der Prick Testung gegen Blattella germanica von Allergopharma und Stallergene korrelierten hierbei stark ($r = 0{,}77$; $p < 0{,}01$).
43. Bei Aboriginals in Australien konnte nachgewiesen werden, dass Schabenantigene zusammen mit den Allergenen der Hausstaubmilbenspezies D. pt. und D. fa. am häufigsten zu positiven Prick Reaktionen führten (VEALE, 1996).
44. Aufgrund von Prick-Sensibilisierungsraten von 36,9% im Patientengut einer allergologischen Klinik in Kentucky, USA, wurde vorgeschlagen, Schabenantigene generell in die Prick Standard Untersuchungen einzubeziehen (GARCIA, 1994).

klinische Relevanz von Schimmelantigenen im Hinblick auf die Auslösung atopischer Erkrankungen auf KarKar Island kann deshalb nicht eingeschätzt werden.

b) Pollen

Als wahrscheinlicher Auslöser für atopische Manifestationen folgen weit hinter Hausstaubmilben bzw. Kakerlaken die verschiedenen Pollen (zweimal Gräser, einmal Kräuter, einmal Mango) (vgl. Kap. 3.5.6). Die Pollenallergie, die zu den bekanntesten und häufigsten Allergieformen in westlichen Industrienationen gehört, kann sich in einer Rhinokonjunktivitis, Asthma bronchiale und (seltener) einem atopischen Ekzem manifestieren.

Gräserpollen werden als einer der Hauptauslöser allergischer Manifestationen angesehen. Die meisten klinisch relevanten Gräser gehören wie Phleum pratense (Lieschgras) zur Familie der kosmopoliten Süßgräser (Graminae). Antigengemeinsamkeiten der Pollen erklären die zwischen verschiedenen Gräserarten häufig festzustellenden Kreuzreaktionen (LAFFER, 1994). Auch in den Tropen sind Gräserpollen von allergologischer Bedeutung (SRIDHARA, 1995). Im tropischen Klima kommt es ca. drei mal pro Jahr zum Pollenflug. Von den auf KarKar Island untersuchten Personen wiesen 31% (78/248) Antikörper gegen die Pollen von Lieschgras auf (vgl. Kap. 3.3.2.6)[45]. Von diesen 78 Probanden litten vier (5%) unter Manifestationsformen atopischer Erkrankungen wie Rhinokonjunktivitis oder Asthma. Aufgrund der weitläufigen Kokosnussplantagen könnte auch dem Pollen von Cocos nucifera Bedeutung zukommen[46].

Kräuterpollen sind in der Regel von geringerer klinischer Relevanz als Gräserpollen. Von der Vielzahl von Kräuterarten vermehren sich nicht alle durch Pollen. Insgesamt weisen Kräuterpollen im Vergleich zu Gräserpollen oft eine schwächere allergene Potenz auf. So zeigte sich auch gegen Artemisia vulgaris (Beifuß), als einem Vertreter aus der Familie der Korbblütler (Compositae), mit 22% eine geringere Sensibilisierungshäufigkeit und Stärke (RAST) als gegen Lieschgras mit 31% (vgl. Kap. 3.3.2.6). Das Hauptverbreitungsgebiet des Beifuß sind eigentlich die gemäßigten Zonen der nördlichen Halbkugel. Keine der vier Personen, die in der Prick Testung auf Beifuß reagiert hatten, war im RAST gegen Beifuß sensibilisiert; es dürfte sich also um Kreuzreaktionen handeln.

c) Tierepithelien

Tierepithelien (Hund, Katze, Schwein, Ratte und Hühnerfedern) spielen auf KarKar Island nur eine untergeordnete Rolle bei der Auslösung atopischer Symptome im Probandengut. Ein Zusammenhang zwischen der Haltung eines Hundes und/oder einer Katze

---

45. In Schweden waren nur 17% der Erwachsenen gegen Gräser im RAST sensibilisiert (PLASCHKE, 1996).
46. In Kalkutta, Indien, waren 47% der Atopiker gegen Cocos nucifera Pollen sensibilisiert (Prick). Laut *Karmakar* sollte dieses Allergen deshalb in entsprechenden Regionen in die Routinetestungen aufgenommen werden (KARMAKAR, 1995).

4. Diskussion

und einem gehäuften Auftreten atopischer Erkrankungen (vgl. Kap. 3.6.5) konnte nicht festgestellt werden[47].

Abschließend sei nochmals angemerkt, dass sich keine deutlichen Hinweise auf die Relevanz von Nahrungsmittelallergenen im Zusammenhang mit der Auslösung atopischer Erkrankungen gezeigt hatten.

4.5.4 Besonderheiten auf KarKar Island: Betelabusus und Ascariden

Betelabusus und Asthma bronchiale

Die Betelnuss ist Frucht/Same der in Südostasien weit verbreiteten Arekapalme. Für ihre leicht euphorisierende Wirkung ist im Wesentlichen ihr Hauptalkaloid Arecolin verantwortlich. Unter den in dieser Studie untersuchten über 15-jährigen Probanden (Männer sowie Frauen) waren zwischen 90% und 100% Betelkauer. Ihr durchschnittlicher Betelkonsum belief sich auf 11,0 (±9,7) Nüsse pro Tag[48]. Neben der bekannten karzinogenen Wirkung des Betelabusus[49] steht dieser im Verdacht, sich negativ auf ein hyperreaktives Bronchialsystem auszuwirken. Verschiedene Autoren berichten über die Auslösung/Verschlechterung asthmatischer Beschwerden (KIKUTTOBUDE, 1991; KIYINGI, 1994). Von den 248 Probanden gab eine 27-jährige Frau aus Kurum (Nichtasthmatiker) an, dass bei ihr starker Betelgenuss zu Atemnot führe. Einem 28-jährigen Probanden aus Gaubin war das Auftreten von Reizhusten nach dem Genuss von Betelnüssen aufgefallen (er kaute zwei Nüsse pro Stunde).

Ascarideninfektion und Kälteurtikaria

Ein 45-jähriger Proband (Pr. Nr. 139) beschrieb eine Urtikaria mit Symptomen beim Baden – sowohl im Meer als auch in Bächen. Es könnte sich hierbei um eine Kälteurtikaria handeln (die äußerst seltene aquagene Urtikaria dürfte wohl kaum als Ursache in Betracht kommen). Das gehäufte Auftreten von Kälteurtikaria bei Ascarideninfektionen wurde mehrfach beschrieben. Möglicherweise führen Wurmantigene in Kombination mit einem Kältereiz zur symptomauslösenden Degranulation von Histamin aus Mastzellen. Der Untersuchte wies RAST Klasse 2 gegen Ascaris auf, verneinte es aber, je Parasiten im Stuhl gesehen zu haben.

---

47. Zu einem entsprechenden Ergebnis für Schweden gelangte LINDFORS (1995).
48. Ausführliche Informationen zum Schadenzauber mit durch Knochenmehl verstorbener Verwandter vergifteten Betelnüssen finden sich in der in Kürze erscheinenden ethnomedizinischen Monographie des Autors. Reimer Verlag, Berlin).
49. Die Betelnuss wird u.a. zusammen mit gelöschtem Kalk gekaut. Dessen schleimhautirritierende Wirkung dürfte (zumindest) als Kofaktor für die hohe Inzidenz des Mund(boden)karzinoms in der Region von Relevanz sein.

4.6 Die traditionelle Lebensweise als mögliche Ursache für die niedrige Prävalenz atopischer Erkrankungen auf KarKar Island

4.6.1 Überblick über Zeichen einer traditionellen Lebensweise

Tabelle 16 gibt einen Überblick über die Vielzahl von Merkmalen, die – selbstverständlich aus der Perspektive westlicher Industrienationen – auf „Modernität" in einer Gesellschaft hinweisen. Bei Abwesenheit dieser „Modernitätsmerkmale" sprechen wir von einem Beibehalten der „traditionellen" Lebensweise. Es erfolgte ein Vergleich des Auftretens von Modernitätsmerkmalen in westlichen Industrienationen mit KarKar Island. Die Küstendörfer (Kurum, Gaubin, Kavailo) und das abgelegene Bergdorf (Gamog) wurden gesondert betrachtet. Das Vorliegen des jeweiligen Merkmales wurde mit „+" gekennzeichnet, das Auftreten in Ansätzen mit „+/-" und das Fehlen eines Merkmales mit „-". Bei Nichtbeurteilbarkeit wurde ein Fragezeichen eingetragen. Falls in bestimmten Kapiteln genauer auf bestimmte Merkmale eingegangen wurde, so sind diese in Klammern hinter der jeweiligen Merkmalsausprägung vermerkt. Es zeigt sich, dass auf KarKar Island Modernitätsmerkmale in den Küstendörfern kaum (Tendenz jedoch zunehmend) und in dem Bergdorf überhaupt nicht anzutreffen sind.

Zum Thema Familiengrößen und Kinderzahlen in Tabelle 16 sei vorausgeschickt, dass lediglich die Geburtenzahlen auf KarKar zurückgegangen sind. Aufgrund der deutlich gesunkenen Säuglingssterblichkeit (weitestgehend eine Folge der Einführung von Antibiotika) kam es jedoch zu keinen geringeren Kinderzahlen bzw. Familiengrößen. Vielmehr ist ein ungebremstes Ansteigen der Bevölkerungszahlen zu beobachten[50].

4.6.2 Belege für eine traditionelle Lebensweise auf KarKar Island

a) Das Stillen der Kinder. In der Regel werden alle Kinder über einen langen Zeitraum gestillt. Nach dem Abstillen werden sie mehr oder weniger mit den Nahrungsmitteln der Erwachsenen aufgezogen. Industriell hergestellte Kindernahrung wie sie in westlichen Ländern verwendet wird, ist nicht verbreitet (vgl. Kap. 3.1.2).

b) Zusammenleben von mehr Personen als in westlichen Industrienationen. Die Familien auf KarKar Island sind deutlich größer als in westlichen Industrienationen. Die über 19-jährigen Probanden (n=129) hatten im Durchschnitt 3,2 (±2,6) Kinder[51]. Die Anzahl der Geschwister der jeweiligen Probanden lässt Rückschlüsse auf die Größe der Familie, in welcher die Person aufgewachsen ist, zu. Nur 3% (7/224) der Untersuchten waren Einzelkinder. Die Probanden mit atopischer Erkrankung hatten mit durchschnittlich 5,6 (±3,6) Geschwistern geringfügig mehr Geschwister als die Personen ohne atopische Erkrankung mit 4,8 (±2,4). Die in modernen westlichen Ländern diskutierte These einer er-

---

50. Laut HORNABROOK lebten im Jahre 1900 ca. 6.000 Menschen auf der Insel, der Zensus von 1938 nennt 9.896 Personen, 1966 waren es bereits über 15.000, 1973 ca. 20.000 und 2001 ungefähr 60.000.

51. Die Personen aus Gaubin wurden aufgrund einer nicht typischen Sozialstruktur an dieser Stelle nicht berücksichtigt.

4. Diskussion

Merkmale der „Modernität"	Industrie-nationen	KarKar Island Küstendörfer	Bergdorf
Allgemeine Merkmale			
Elektrizität	+	+/- (Kap. 2.1.3.)	- (Kap. 2.1.3.)
Motorisierung	+	+/- (Kap. 2.1.3.)	- (Kap. 2.1.3.)
Asphaltstraßen	+	+/- (Kap. 4.7.2.)	- (Kap. 2.1.3.)
Kanalisation	+	-	-
Gebäudeisolation	+	-	- (Kap. 4.6.2.)
Zentralheizung	+	-	-
Kernenergie	+	-	-
Umweltverschmutzung	+	+/- (Kap. 4.6.2.)	- (Kap. 4.6.2.)
Verwendung von Chemikalien	+	+/- (Kap. 4.6.2.)	-
Industrielle Nahrungsmittel	+	+/-	+/-
Lärm	+	-	-
Beschleunigung des alltäglichen Lebens	+	-	-
Medienkultur (TV, Computer)	+	-	-
Biomedizinisches Wissen			
Fortschritte in Diagnostik und Therapie	+	+/-	-
Zurückdrängen der Infektionskrankheiten	+	+/- (Kap. 4.7.2.)	- (Kap. 4.6.2.)
Verbesserte Hygiene Standards	+	- (Kap. 4.7.2.)	- (Kap. 4.6.2.)
Psychologische u. soziologische Aspekte			
Individualität	+	?	?
Persönliche Freiheit	+	+/-	-
Soziale Mobilität	+	+/- (Kap. 4.6.2.)	- (Kap. 4.6.2.)
Persönliche Mobilität	+	- (Kap. 4.6.2.)	- (Kap. 4.6.2.)
Verbesserte Bildung	+	+/-	-
Hoher ökonomischer Status	+	- (Kap. 4.6.2.)	- (Kap. 4.6.2.)
Psychischer Stress	+	?	?
Emanzipation der Frau	+/?	-	-
Aufbrechen der trad. Familienstrukturen	+	+/- ?	-
Rückgang der Familiengrößen	+	- (Kap. 4.6.2.)	- (Kap. 4.6.2.)
Rückgang der Kinderzahlen	+	- (Kap. 4.6.2.)	- (Kap. 4.6.2.)
Höheres Alter der Mütter bei Geburten	+	-	-

Tab. 16: Vergleich des Auftretens von „Modernitätsmerkmalen" in westlichen Industrienationen mit dem Auftreten auf KarKar Island. Die Küstendörfer und das Bergdorf wurden gesondert betrachtet. Das Vorliegen des jeweiligen Merkmales wurde mit „+" gekennzeichnet, das Auftreten in Ansätzen mit „+/-" und das Fehlen eine Merkmals mit „-". Bei Nichtbeurteilbarkeit wurde ein Fragezeichen eingetragen (Tabelle modifiziert nach RING, 1997).

höhten Prävalenz atopischer Erkrankungen in kleinen Familien wird dadurch aber kaum entkräftet. Zum einen sind geringe Familiengrößen auf KarKar generell selten, zum anderen wohnen aufgrund der Clanstruktur (*wantok* System) mitunter auch noch andere Personen, wie z.B. weitschichtigere Verwandte und deren Kinder in derselben Hütte. Die Anzahl von Personen, die in einer Familie bzw. familienähnlichen Gemeinschaft zusammenleben, ist also nicht nur von der Kinder- und Geschwisterzahl abhängig.

c) *„Niedriger" (sozio)ökonomischer Status.* Legt man einen westlichen Standard zu Grunde, so ist der auf KarKar Island anzutreffende (sozio)ökonomische Status der Bevölkerungsmehrheit niedrig. Insgesamt 87% (174/201) der Probanden waren Bauern, Kokosplantagenarbeiter, Fischer oder Personen ohne Beruf. Meist beziehen sie kein geregeltes Einkommen. Die Lebensverhältnisse in den Pfahlbauten und Hütten sind sehr einfach. Die 27 Probanden (13% der Untersuchten), die gemäß ihrem Beruf der Gruppe mit höherem sozioökonomischen Status zugeordnet worden waren (Angestellte des Gesundheitswesens, Lehrer, Pastoren und Ladenbesitzer), würden nach westlichem Standard aufgrund ihres geringen Verdienstes und ihrer Lebensführung jedoch auch als Personen mit niedrigem (sozio)ökonomischen Status bezeichnet.

Auf die großen Probleme, die sich ergeben, wenn man in einer traditionellen Gesellschaft den sozioökonomischen Status ausschließlich über den angegebenen Beruf zu definieren versucht, wurde bereits hingewiesen.

d) *Viel körperliche Bewegung.* Die Lebensumstände auf der Insel erfordern es, dass oft weite Strecken zu Fuß zurückgelegt werden, wobei oft zusätzlich schwere Lasten zu tragen sind. Auch die Art der Bestreitung des Lebensunterhaltes verhindert den in modernen westlichen Gesellschaften verbreiteten Bewegungsmangel.

e) *Geringe soziale Mobilität.* Die Bewohner von KarKar Island bleiben meist ihr ganzes Leben in ihrem Heimatdorf. Akademische Berufsausbildungen und sozialer Aufstieg sind (mit gewisser Ausnahme der Angestellten des Gesundheitssystems) selten. Zwar ist das Gesellschaftssystem auf KarKar weit davon entfernt „egalitär" zu sein, doch wird ein zu schneller sozialer Aufstieg vor allem durch die tief verwurzelte Furcht vor dem Krankheitszauber verhindert. Kaum jemand versucht allzu ambitioniert auf Kosten anderer seine Ziele durchzusetzen. Wer die komplexen Regeln der Gegenseitigkeit außer Acht lässt, wird bald durch Neider mittels der schwarzen Magie (Pidgin: *posin*) auf die ihm gebührende Position zurückgeworfen. Eben dieser Glaube an durch Neid hervorgerufenen Schadenzauber dürfte einen wesentlicher Faktor für die aus westlicher Perspektive oft beklagte schleppende wirtschaftliche Entwicklung in vielen Regionen Papua Neuguineas darstellen.

f) *Geringe physische Mobilität.* Die Probanden waren im Rahmen dieser Studie nicht danach befragt worden, ob sie bereits einmal umgezogen waren. Die Erfahrung mit Patienten im Gaubin Hospital weist jedoch darauf hin, dass die Insulaner die Dörfer ihrer Geburt entweder gar nicht verlassen, oder nur in nicht allzu entfernte Nachbardörfer ziehen. In aller Regel wird dabei die Sprachgrenze Takia – Waskia nicht überschritten. Harrison nannte als wesentlichen Anlass für Mobilität auf KarKar Island Eheschließungen (HARRISON, 1974).

4. Diskussion

g) Psychische Stabilität. Die großen Familien mit den hohen Geschwisterzahlen, viele Aspekte der überlieferten Kultur, die Dorfgemeinschaft, Clanstruktur und Religion bilden ein festes soziales Gefüge. Derjenige Anteil des traditionellen Weltbildes, der sich auf die schwarze Magie bezieht, ist jedoch der wesentliche Faktor für „psychische Instabilität" auf KarKar. Der für westliche Gesellschaften typische Zeitmangel und der daraus resultierende Stress ist auf KarKar unbekannt.

Abschließend sei angemerkt, dass bei den Dorfbewohnern im Allgemeinen (noch?) kein Bewusstsein für die Existenz allergischer Erkrankungen vorhanden ist.

h) Geringgradige Umweltverschmutzung. Auf KarKar Island gibt es keine Industrieanlagen, selbst im Küstenbereich ist der Straßenverkehr nicht erwähnenswert. Die private Holzverfeuerung (Kochen) stellt die einzige geringe Quelle von Umweltverschmutzung dar. Es ist weder eine Luftverschmutzung vom „London type" (Schwefeldioxid- und Staubbelastung hauptsächlich durch Kohle- und Ölverfeuerung; PEDEN, 1996) noch vom „Los Angeles type" (Stickoxide und Ozon hauptsächlich durch Straßenverkehr) gegeben. Chemikalien sind nur in Form von Reinigungsmitteln für den Hausgebrauch in kleinen Läden in den Küstendörfern erhältlich. Einige wenige privilegierte Familien benutzen Gasherde zum Kochen.

Eine Belastung der KarKar Insulaner durch Innenraumschadstoffe liegt aus verschiedenen Gründen nicht vor:
— Beim Hausbau werden nur Naturstoffe verwendet (vgl. Kap. 4.5.1)
— Sämtliche Fenster sind offen und nicht verglast. „Abgeschlossene Innenräume" mit einem eigenen Milieu liegen wegen des starken Luftaustausches nicht vor.
— Die Insulaner halten sich tagsüber nur selten in den Hütten auf. Erwachsene gehen in der Regel keiner Arbeit in Innenräumen nach (als Ausnahme unter den Probanden können zwei Pfarrer, ein Ladenbesitzer und die Angestellten des Gesundheitssystems betrachtet werden). Auch die Kinder auf KarKar Island verbringen den Großteil des Tages im Freien (bis auf einige Unterrichtsstunden in gut durchlüfteten Schulräumen).

i) Große Bedeutung von Infektionskrankheiten. Auf KarKar Island sind parasitäre, bakterielle und virale Infektionen sowie Pilzinfektionen sehr stark verbreitet (vgl. Kap. 3.1.5). Aufgrund des engen Zusammenlebens innerhalb der Familien bzw. der Dorfgemeinschaften und der oft mangelhaften hygienischen Verhältnisse können sich die Infektionen schnell ausbreiten und Reinfektionen sind häufig. Nur 3% der 248 Probanden litten weder unter einer Infektion mit Ascaris lumbricoides, Malaria, Pityriasis versicolor, Tinea noch einem chronischen Atemwegsinfekt. Da die genannten Erkrankungen oftmals chronisch verlaufen bzw. die Erreger inapparent persistieren (z.B. Tuberkelbakterien), kann von einer kontinuierlichen Stimulation des Immunsystems der Insulaner ausgegangen werden.

Personen mit atopischer Erkrankung (n=13) wiesen jedoch bei einem direkten Vergleich mit den Personen ohne atopische Erkrankung nicht weniger Infektionen auf (vgl. Kap. 3.6.6).

Helminthosen stellen neben Malaria die mit Abstand häufigsten parasitären Erkrankungen auf KarKar Island dar. Wurmallergene sind hoch immunogen und stimulieren sowohl eine spezifische als auch eine unspezifische IgE Antikörper Antwort (PRITCHARD, 1994). Wurminfektionen können per se als Indikator für mangelhafte hygienische Verhältnisse betrachtet werden (WATKINS, 1996).

Die Ascariasis (Spulwurminfektion) wird durch die orale Eiaufnahme humanfäkal kontaminierter Lebensmittel übertragen (VOLKHEIMER, 1996). Allein gegen Ascaris lumbricoides wiesen 82% (203/248) der Personen Antikörper auf.

Eine Studie von HORNABROOK aus dem Jahr 1975 wies auf die Verbreitung von Wuchereria bancrofti (Erreger der lymphatischen Filariose) im Untersuchungsgebiet hin (HORNABROOK, 1975). Die ca. 0,2 mm langen Mikrofilarien, aus denen sich in menschlichen Lymphknoten 4-10 cm lange adulte Würmer entwickeln, werden unter anderem durch Stiche von Culex und Anopheles übertragen. Hornabrook fand bei 18,8% der Insulaner im Sprachgebiet Takia Mikrofilarien im Blut. Obwohl keine eigenen systematischen Untersuchungen auf Filarien durchgeführt wurden, so deuten die äußerst geringen Patientenzahlen im Gaubin Hospital darauf hin, dass die Relevanz dieser Filariose im Jahr 2002 deutlich geringer war.

Eine 1988 ebenfalls im Sprachgebiet Takia durchgeführte Studie zeigte eine Infektionsrate mit Madenwürmern (Enterobius vermicularis) von 53% (PRITCHARD, 1994). Eine Aussage hinsichtlich der gegenwärtigen Bedeutung dieser Erkrankung im Untersuchungsgebiet ist mir nicht möglich.

Ergebnisse aus dem Labor des Gaubin Hospital belegen die große Bedeutung von Hakenwurminfektionen, von denen bekannt ist, dass sie häufig Auslöser von Anämien sind (STOLTZFUS, 1996). Für die Hakenwurmspezies Necator americanus konnte auf KarKar eine hoch signifikante negative Korrelation zwischen Gesamt-IgE und Grad des Parasitenbefalles (gemäß dem Parasitengewicht im Faeces) nachgewiesen werden (PRITCHARD, 1995), was auf eine protektive menschliche Immunantwort über eine Th2-Zellaktivierung hinweist.

Die *Malaria*infektion stellt neben den Helminthosen bei dem Großteil der Inselbewohner wohl den kontinuierlichsten Stimulus für das Immunsystem dar. Kein einziger der Befragten gab an, noch nie einen Malariaschub erlitten zu haben (vgl. Kap. 3.1.5.2). Auf KarKar Island kommen die Arten Plasmodium falciparum, vivax und malariae vor (Beobachtung im Gaubin Hospital und Bestätigung durch HORNABROOK, 1975). CD4+ T-Zellen von mit Plasmodium falciparum infizierten Personen sezernieren bei Stimulation mit Malariaantigenen in vitro gamma-Interferon und/oder Interleukin 4 (HELMBY, 1996). Bei einer wiederholten Infektion mit Plasmodium chabaudi konnte im Tierversuch ein Anstieg sowohl des Gesamt-IgE wie auch von Malaria spezifischem IgE nachgewiesen werden (HELMBY, 1996). Die extrem hohen Gesamt IgE Werte auf KarKar könnten deshalb mit durch die Malaria getriggert sein.

Tuberkulose: Keiner der Probanden litt bei der Datenerhebung an einer aktiven Tuberkulose, jedoch gaben acht von 242 (3,3%) eine Erkrankung zu einem früheren Zeitpunkt an (vgl. Kap. 3.1.5.3). Dies steht im Einklang mit Ergebnissen von Anderson aus dem Jahre 1974. Gemäß seiner Studie waren 4% der Erwachsenen auf KarKar Island aufgrund von Tuberkulose in Behandlung gewesen (ANDERSON, 1974). Die hier erhobenen Daten lassen bei einem postulierten Manifestationsindex von 5% auf ca. 160 infizierte Probanden in der Untersuchungsgruppe schließen, was einem prozentualen Anteil von 66% entspräche. Für eine derart hohe Durchseuchung in der Bevölkerung

4. Diskussion

spricht ferner die Tatsache, dass sich im Gaubin Hospital immer eine Vielzahl von Patienten mit aktiver Tuberkulose in Behandlung befinden. Die Mykobakterien rufen eine zelluläre Immunantwort hervor, die jedoch nicht ausreicht, den Erreger endgültig aus dem menschlichen Organismus zu eliminieren (intrazelluläre Persistenz). Diese Konstellation führt zu einer lange anhaltenden Aktivierung des Immunsystems. Ein ähnlicher Pathomechanismus ist bei der ebenfalls durch Mykobakterien hervorgerufenen Lepra zu beobachten. Im Vergleich zur Tuberkulose spielt die Lepra auf KarKar jedoch nur eine marginale Rolle.

Eine Untersuchung der Sera auf Treponema pertenue, den Erreger der *Frambösie* (Yaws), wurde nicht durchgeführt. Bei der Frambösie handelt es sich um eine mit der Syphilis verwandte Tropenkrankheit, die jedoch nicht sexuell, sondern durch Schmierinfektion übertragen wird[52]. Sie führt nach einigen Wochen zu multiplen nässenden Hautgeschwüren. Jahre später kann ein Knochenbefall folgen, betroffen sind hiervon meist die unteren Extremitäten. Eine Studie von Garner aus dem Jahr 1972 belegte eine Durchseuchung der Insulaner von 67,5% (GARNER, 1972). In der Ambulanz des Gaubin Hospital stellten sich auch im Jahr 2002 regelmäßig Personen mit Yaws vor. Tendenziell ist die Bedeutung von Yaws auf KarKar aber seit der Einführung von Antibiotika nach dem zweiten Weltkrieg drastisch gesunken. Glücklicherweise ist der Erreger weiterhin penicillinempfindlich. Da sich bislang keine Resistenzen entwickelt haben ist davon auszugehen, dass viele latente Infektionen im Rahmen der Therapie anderer bakterieller Erkrankungen zufällig mitbehandelt werden. Dies dürfte ein Grund für den Rückgang der Inzidenz und die vergleichsweise milden Verläufe sein.

Virale Infekte: In Anbetracht der Tatsache, dass ca. zwei Drittel der Hepatitiden asymptomatisch verlaufen, muss von einer erheblichen Durchseuchung der Bevölkerung mit Hepatitis-Viren ausgegangen werden (vgl. Kap. 3.1.5.4). Das HI-Virus schien zum Studienzeitpunkt noch eine geringere Rolle zu spielen. Bis zum Jahr 2002 wurden lediglich zwei AIDS Erkrankungen auf KarKar bekannt. Wie bereits angesprochen sind jedoch keine verlässlichen Daten zur HIV Prävalenz auf der Insel verfügbar.

Dermatomykosen sind auf KarKar außerordentlich stark verbreitet. Zum Zeitpunkt der Untersuchung wiesen 36% (89/247) der Probanden eine Pityriasis versicolor auf. Insgesamt 13% (32/247) der Untersuchten litten bei der Befunderhebung an einer Tinea corporis oder Tinea faciei (vgl. Kap. 3.1.5.5). Bei Dermatophytosen konnte eine Stimulation sowohl des humoralen wie auch des zellulären Immunsystems nachgewiesen werden. Die Prick Testung im Jahr 2001/02 zeigte, dass ein beachtlicher Anteil der KarKar Insulaner auf Dermatophytenantigene eine Sofortreaktion entwickelt (Epidermophyton floccosum 10,5%, Trichophyton rubrum 7,0%, Trichophyton mentagrophytes 5,6%).

---

52. Eine serologische Differenzierung zwischen Yaws und Syphilis ist aufgrund der weitreichenden Homologie von Treponema pertenue (Yaws) und Treponema pallidum (Syphilis) nicht möglich.

4.6.3 Mögliche Kausalität der traditionellen Lebensweise für die niedrige Prävalenz atopischer Erkrankungen auf KarKar Island

Die durch diese Studie belegte niedrige Prävalenz atopischer Erkrankungen auf KarKar Island könnte mit der noch weitgehend traditionellen, dörflichen Lebensweise zusammenhängen. Dieser Zusammenhang wäre dadurch erklärbar, dass viele Aspekte einer traditionellen Lebensweise bzw. einer traditionellen Familien- und Sozialstruktur eventuell protektiv gegen atopische Erkrankungen wirken. Im Umkehrschluss könnten Manifestationsformen der Modernität erhöhte Allergieprävalenzen nach sich ziehen. Als Begründung, warum Aspekte der traditionellen Lebensweise überhaupt protektiv wirken sollten, kommt eine Immunmodulation aufgrund verschiedener Ursachen in Betracht:

Da es keinen nennenswerten Autoverkehr oder Industrieanlagen gibt, ist von einer geringen Ozon-, Stickoxid- und Schwefeldioxidbelastung auszugehen. Ozon wurde mehrfach mit der Manifestation asthmatischer Beschwerden in Verbindung gebracht, Stickoxide mit einer erhöhten Atemwegsreaktivität sowie Neurodermitisprävalenz (SCHÄFER, 1997) und Schwefeldioxid mit einer Häufung respiratorischer Symptome (BASCOM, 1996)[53]. Möglicherweise führt erst die Kombination einer Schwefeldioxid- und/oder Stickoxid-Belastung mit einer Aeroallergenexposition zu klinischen Manifestationen (GILMOUR, 1995; DEVALIA, 1994). Ein denkbarer Mechanismus wäre hierbei die Alteration natürlicher Aeroallergene durch die Anlagerung von Schadstoffen auf ihrer Oberfläche mit konsekutiver Erhöhung der allergenen Potenz. Auch für einen Zusammenhang von Atopie und dem Leben in Städten (>2.500 Einwohner) oder einem hohen sozioökonomischen Status gibt es Hinweise (BASCOM, 1996). Eine schwedische Studie konnte einen Zusammenhang zwischen einem veränderten Innenraumklima und dem Anstieg atopischer Erkrankungen nachweisen (ABERG, 1995).

Das Stillen der Kinder wird mit einer Senkung der Atopieprävalenz bzw. mit einem protektiven Effekt hinsichtlich der Manifestation atopischer Erkrankungen in Verbindung gebracht (OBIHARA, 2005; BUSINCO, 1993; SAARINEN, 1995; MUTIUS, 1996; SHAHEEN, 1996). Auch für die protektive Wirkung von großen Familien bzw. dichtem Zusammenleben gibt es mehrfach Hinweise (KINARA, 2006; BJÖRKSTÉN, 1997; NICOLAI, 1997; STRACHAN, 1996; BRABÄCK, 1995). Untersuchungen in den Highlands von Papua Neuguinea konnten zeigen, dass mit dem Einzug einer moderneren (im Sinne von westlicheren) Lebensweise eine geringere körperliche Aktivität der Highlander sowie die zunehmende Verfügbarkeit energiereicher westlicher Nahrungsmittel einher ging (HODGE, 1995). Weitere Studien legen einen Zusammenhang zwischen dem Verzehr westlicher, industriell hergestellter Nahrungsmittel und dem Auftreten von atopischen Erkrankungen nahe (CAREY, 1996).

Die Immunmodulation durch Krankheitserreger scheint auf KarKar Island aufgrund der enormen Verbreitung von Infektionskrankheiten von besonderer Bedeutung zu sein. Eine 1984 in Papua Neuguinea durchgeführte Studie konnte beispielsweise zeigen, dass eine Wurminfektion mit Wuchereria bancrofti sowohl zur Bildung von IgG4 als auch spezifischem IgE führt (MAHANTY, 1994). Es ist bekannt, dass Infektionen einen we-

---

53. Schwefeldioxid scheint die Asthma- und Atopieprävalenz jedoch nicht zu erhöhen (NOWACK, 1996).

4. Diskussion

sentlichen Stimulus für die Reifung des Immunsystems darstellen. Sie verschieben die T-Zell Differenzierung in Richtung eines Th1-typischen Zytokinmusters, welches nur selten mit der Manifestation atopischer Erkrankungen einher geht (HOLT, 1996). In einem Übersichtsartikel aus dem Jahre 1982, der sich mit dem Zusammenhang von Asthma bronchiale und Helminthosen beschäftigt, wird darauf hingewiesen, dass die Mehrzahl von Studien den Wurminfektionen eine protektive Wirkung hinsichtlich Asthma zuschrieb (GROVE, 1982). SHAHEEN (1996) fand in Guinea-Bissau Anhaltspunkte dafür, dass eine Maserninfektion die (durch Prick Testung ermittelte) Atopieprävalenz senken kann. Wie bereits in Kap. 4.6.2 ausgeführt, ist von einer kontinuierlichen Stimulation des Immunsystems der Insulaner durch verschiedenste Infektionen auszugehen. Speziell dieser wiederholte, länger andauernde Kontakt mit mikrobiologischen Antigenen wird mit einem Schutz vor atopischen Erkrankungen in Zusammenhang gebracht (HELMBY, 1996; MATRICARDI, 1997). Bei einem direkten Vergleich der Personen mit atopischer Erkrankung mit den Personen ohne atopische Erkrankung waren jedoch keine signifikanten Unterschiede hinsichtlich der Infektionshäufigkeiten festzustellen (s. Kap. 3.6.6). Zusammenfassend bleibt es unklar, ob gegebenenfalls einzelne Infektionen vor der Manifestation von atopischen Erkrankungen schützen (MATRICARDI, 1997), oder ob es sich um ein weit komplexeres multifaktorielles Geschehen handelt.

Neben den genannten Hinweisen auf eine Kausalität von Infektionskrankheiten für die niedrige Prävalenz atopischer Erkrankungen ergaben sich Anhaltspunkte für einen ursächlichen Zusammenhang zwischen einer Zunahme der Modernisierung und einer Zunahme atopischer Erkrankungen. Diese, aus dem direkten Vergleich des im Landesinneren gelegenen traditionellen Dorfes Gamog mit den „moderneren" Küstendörfern gewonnenen Erkenntnisse, werden im Anschluss ausgeführt.

4.7 Zurückdrängung der traditionellen Lebensweise als mögliche Ursache für eine höhere Prävalenz von atopischen Erkrankungen in den Küstendörfern

4.7.1 Höhere Prävalenz atopischer Erkrankungen in den Küstendörfern

In den Küstendörfern fand sich eine signifikant höhere Prävalenz atopischer Erkrankungen als im Landesinneren. Die durchschnittliche Häufigkeit atopischer Erkrankungen in den drei Küstendörfern belief sich auf 7,4%. In dem zwischen Küste und dem Inselinneren gelegenen Dorf Did zeigte sich mit 2,4% bereits eine geringere Prävalenz und in dem im Inselinneren gelegenen Dorf Gamog konnten überhaupt keine atopischen Erkrankungen festgestellt werden (vgl. Kap. 3.5.7). Die Bewohner des abgeschiedenen Gamog weisen eine signifikant niedrigere Prävalenz atopischer Erkrankungen auf, als der Durchschnitt der Küstenbewohner (0% versus 7,4%) (Fisher's exact test).

Auch die nicht gesicherten allergisch bedingten Nahrungsmittelunverträglichkeiten traten höchst signifikant ($p<0{,}0001$) häufiger in Gaubin (Küste) als in den anderen untersuchten Dörfern auf (Fisher's exact test) (vgl. Kap. 3.1.6). Keiner der Probanden aus Gamog klagte über Beschwerden, die auf eine Nahrungsmittelunverträglichkeit deuten würden.

4.7.2 Erklärungsmöglichkeiten für die höhere Prävalenz atopischer Erkrankungen in den Küstendörfern

Genetische Faktoren können die höhere Prävalenz atopischer Erkrankungen in den Küstendörfern nicht erklären

In dem untersuchten Probandengut kann von einer hohen genetischen Homogenität ausgegangen werden. Eine Ausnahme stellen lediglich die Bewohner des Dorfes Gaubin dar, die nur wegen des Krankenhauses in Gaubin leben, aber aus verschiedenen Landesteilen stammen. Zwar existieren auf KarKar zwei nicht verwandte Ethnien, Takia und Waskia (BOOTH, 1974; KING, 1991; HARRISON, 1974), doch gehören die untersuchten Dörfer Kurum, Kavailo, Did und Gamog alle dem Sprachgebiet Takia an. Eine Vermischungsbarriere – wie sie zum Gebiet Waskia besteht – liegt zwischen diesen Dörfern nicht vor. Im Rahmen einer Befragung in Gamog im Jahre 1991 gaben 98% der Dorfbewohner an, dass beide Elternteile aus dem Sprachgebiet Takia stammten (KING, 1991). Trotz dieser genetischen Homogenität fand sich im abgelegenen Inselinneren – im traditionellen Dorf Gamog – eine signifikant niedrigere Häufigkeit atopischer Erkrankungen als in den einfacher zugänglichen drei Küstendörfern. Dies kann als deutlicher Hinweis auf das Überwiegen von Umweltfaktoren gegenüber der Vererbung bei der Manifestation atopischer Erkrankungen auf KarKar Island gewertet werden. In der vorliegenden Studie konnte zwar der Zusammenhang von atopischer Erkrankung und Vererbung gezeigt werden (vgl. Kap. 3.6.3), doch erklärt die Vererbung die Abwesenheit atopischer Erkrankungen im Inselinneren nicht: Bei den Eltern der Probanden aus den Küstendörfern zeigte sich (im Vergleich mit den Eltern der Personen aus dem Inselinneren) keine signifikant höhere Prävalenz atopischer Erkrankungen (vgl. Kap. 3.5.8).

Erklärung der höheren Prävalenz atopischer Erkrankungen in den Küstendörfern durch Umweltfaktoren

Da genetische Faktoren die höhere Prävalenz atopischer Erkrankungen in den Küstendörfern auf KarKar Island nicht erklären können, scheint den Umweltfaktoren die entscheidende Bedeutung zuzukommen.

Eine höhere Prävalenz atopischer Erkrankungen könnte theoretisch durch eine höhere Antigenbelastung der Küstenbewohner verursacht sein. Hierfür gibt es jedoch keinen Anhalt. Die klimatischen Bedingungen – hohe Luftfeuchtigkeit und Temperatur – sind in allen Dörfern ähnlich. Milben und Schaben als bedeutendste Allergenquelle finden im Landesinneren ebenso geeignete Lebensräume vor, wie an der Küste. Während der Feldstudien ergaben sich keine Anhaltspunkte für eine geringere Verbreitung von Schaben im Landesinneren. Es zeigte sich, dass in den Küstendörfern sogar signifikant weniger Probanden Haustiere hielten (Hund und/oder Katze) (vgl. Kap. 3.5.8), so dass eine geringere Epithelbelastung im Landesinneren unwahrscheinlich erscheint. Die Vegetation ist im Landesinneren ebenso üppig wie an der Küste, so dass auch die Belastung mit Pilzsporen und Pollen in allen Dörfern annähernd gleich hoch sein dürfte. Auf eine vergleichbare Antigenbelastung weisen ferner die Prick- und RAST-Ergebnisse hin. Die

4. Diskussion

Probanden im Landesinneren wiesen tendenziell sogar höhere Sensibilisierungswerte als die Küstenbewohner auf (vg. Kap. 3.5.8).

Die wahrscheinlichste Ursache für die signifikant höhere Prävalenz atopischer Erkrankungen in den drei Küstendörfern Kurum, Gaubin und Kavailo könnte darin liegen, dass sie äußeren Einflüssen und somit der „Modernität" stärker ausgesetzt sind und waren, als das im Inselinneren gelegene Dorf Gamog. Diese stärkeren äußeren Einflüsse in den Küstendörfern könnten aus ihrer leichteren Zugänglichkeit resultieren.

Die leichtere Zugänglichkeit der Küstendörfer

Die Küstendörfer waren schon in „voreuropäischer" Zeit der Ort des Kontaktes zur Außenwelt. In ihren Buchten legten die Boote an, die von Dörfern des Festlands kommend, die ca. 16 km breite Isumrud Strait überquert hatten. Die ersten Einflüsse westlicher Lebensweise hielten Ende des 19. Jahrhunderts auf KarKar Island Einzug. Im Küstendorf Kavailo gründeten 1890 vier deutsche Missionare die erste europäische Ansiedlung: eine kleine Missionsstation. Bereits fünf Jahre später musste sie jedoch aufgrund eines Vulkanausbruches wieder geschlossen werden. Etwas langlebiger waren die wirtschaftlichen Aktivitäten. Bereits vor dem ersten Weltkrieg wurden in den Küstenregionen von Deutschen die ersten Kokosnussplantagen angelegt und daraufhin von Australiern erweitert (HORNABROOK, 1974). Am 27.06.1948 wurde schließlich - wiederum an der Küste, in Gaubin - das Lutheran Mission Hospital eröffnet (TSCHARKE, 1973). Seit im Jahre 1958 eine kleine Landebahn im Nord-Westen der Insel angelegt wurde, ist KarKar binnen 30 Flugminuten von der Provinzhauptstadt Madang aus erreichbar[54].

Abbildung 43 zeigt die Hauptzugangswege zu den verschiedenen Dörfern auf. Zwei bedeutsamere Tore zur Außenwelt sind durch Pfeile gekennzeichnet: die kleine Anlegestelle von Kurum und die zum Flugfeld im Norden-Westen führende „Inselhauptstraße".

Bewegt man sich von Kurum bzw. Gaubin aus in östlicher Richtung auf der größtenteils unbefestigten Straße, die um die gesamte Insel führt, so gelangt man ohne größere Mühen nach Kavailo. Bereits etwas schwieriger zu erreichen ist das zwischen Küste und Landesinnerem gelegene Dorf Did. Am unzugänglichsten ist das ca. 365 Meter über dem Meeresspiegel im Inselinneren liegende Dorf Gamog[55]. Es kann nur über einen kleinen, an den Hängen des Vulkans ansteigenden Pfad erreicht werden. Für einen geringen Kontakt der Menschen in Gamog zu den Küstendörfern spricht unter anderem folgende Tatsache: In Gamog wurden offensichtlich so wenige jodhaltige Meeresfrüchte verzehrt, dass es dort zu einem massenhaften Auftreten von Jodmangelstrumata und Kretinismus kam. Noch um 1970 mussten deshalb Injektionen mit jodhaltigem Öl durchgeführt werden (KING, 1992).

Mit der einfacheren Zugänglichkeit verbunden ist der nachfolgende Einzug der modernen westlichen Lebensweise in ihren vielfältigen Erscheinungsformen. Die Zeichen

---

54. Aufgrund fehlender Rentabilität wurde die Flugverbindung jedoch 2002 wieder eingestellt. Im Jahr 2006 bestand lediglich die Möglichkeit die Insel mit kleinen Booten zu erreichen.
55. Gamog ist zugleich das höchstgelegene Dorf auf KarKar Island.

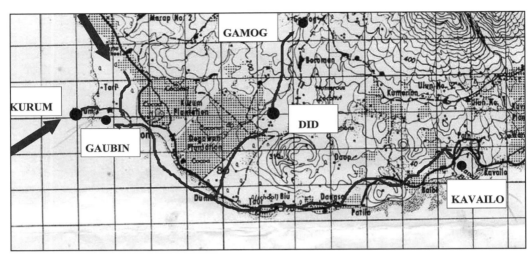

Abb. 43: Wege des Einflusses der Außenwelt auf die untersuchten Dörfer. Die Anlegestelle von Kurum und die Straße zum Flugfeld im Nord-Westen als bedeutsame Tore zur Außenwelt sind durch Pfeile gekennzeichnet.

einer westlichen Lebensweise lassen sich in Kurum, Gaubin und Kavailo, also in den Dörfern mit der auf der Insel höchsten Prävalenz atopischer Erkrankungen, am ehesten erkennen (vgl. Kap. 2.1.3). Ein Zusammenhang zwischen westlicher Zivilisation und erhöhter Prävalenz atopischer Erkrankungen scheint deshalb naheliegend. Es stellt sich jedoch als äußerst schwierig dar, aus der Vielzahl von Faktoren, die in ihrer Gesamtheit als „moderne westliche Lebensweise" in Erscheinung treten, bestimmte Einzelgrößen zu isolieren und mit dem Anstieg atopischer Erkrankungen in Verbindung zu bringen. Hierfür wären weitaus höhere Fallzahlen nötig.

Als Folge des stärkeren Einflusses westlicher Lebensweise[56] verlieren möglicherweise Faktoren, die protektiv gegen atopische Erkrankungen wirken könnten, an Bedeutung. Die nachfolgenden signifikanten Unterschiede zwischen den Küstendörfern und dem im Landesinneren gelegenen Gamog erhärten diese These.

Hinweise auf ein stärkeres Festhalten an der traditionellen Lebensweise im Bergdorf

1. Ein Hinweis für das stärkere Festhalten an der traditionellen Lebensweise könnte sein, dass sich in Gamog mit 70% (32/46) signifikant ($p<0{,}05$) mehr Personen Haustiere (Hund und/oder Katze) hielten, als mit 53% (70/133) in den Küstendörfern (Chi-Quadrat-Test) (vgl. Kap. 3.5.8)[57].

---

56. Auf die Aspekte der „Verwestlichung" wurde bereits verwiesen: zunehmende Umweltverschmutzung, Aufweichen der traditionellen Familien- und Sozialstruktur, Rückgang von Infektionskrankheiten etc.

57. Eine mögliche höhere Belastung mit Haustierallergenen scheint hinsichtlich der Auslösung von atopischen Symptomen nicht von praktischer Relevanz zu sein.

2. In Gamog gaben mit 11% (5/46) höchst signifikant (p<0,005) (Fisher's exact test) mehr Probanden an, an chronischen Rückenschmerzen zu leiden als mit 1% (1/133) in den Küstendörfern (vgl. Kap. 3.5.8). Dies könnte auf ein Fortbestehen großer physischer Anforderungen im täglichen Leben in Gamog deuten. Die körperliche Belastung der Menschen in den Küstendörfern ist möglicherweise aufgrund westlicher Errungenschaften bereits zurückgegangen. Es ist jedoch nicht auszuschließen, dass allein durch die einfacheren Lebensbedingungen im flachen Küstenterrain degenerative Veränderungen am Bewegungsapparat in den niederen Lagen schon immer seltener auftraten. Ob bereits vor Einzug von Aspekten der modernen Lebensweise eine unterschiedliche Prävalenz von degenerativen Erkrankungen des Bewegungsapparates bei einem Vergleich von Küste und Landesinnerem gegeben war, ist nicht bekannt.

3. In Gamog gaben mit 28% (13/46) sehr signifikant (p<0,01) mehr Personen an, unter Hautpilzen (Dermatophyteninfektionen) zu leiden, als mit 12% (16/133) in den Küstendörfern (Chi-Quadrat-Test). Auch hinsichtlich der Angaben Würmer im Stuhl gesehen zu haben, zeigte sich ein sehr signifikanter Unterschied (p<0,01) (Chi-Quadrat-Test). In Gamog bejahten dies 33% (15/46) der Befragten, in den Küstendörfern „nur" 13% (17/127). Signifikant (p<0,05) mehr Personen aus Gamog als aus den Küstendörfern berichteten über einen starken Atemwegsinfekt im Untersuchungsjahr (Fisher's exact test). Der Anteil in Gamog belief sich auf 11% (5/46), in den Küstendörfern nur auf 3% (4/133) (vgl. Kap. 3.5.8). Möglicherweise sind die genannten Infektionen aufgrund besserer Hygiene und des Einflusses des Gaubin Hospitals in den Küstendörfern bereits zurückgegangen.

4. In Gamog traten mittelstarke und starke Sensibilisierungen (RAST) gegen Latex mit 1,7% (1/58) seltener auf, als im Durchschnitt aller anderen Dörfer, wo sich der Anteil auf 8,9% (17/190) belief. Diese Diskrepanz war jedoch nicht signifikant (vgl. Kap. 3.3.2.7). In der Tendenz könnte aber ein Hinweis dafür gesehen werden, dass die Menschen in Gamog weniger Kontakt mit modernen Industrieprodukten haben, als die anderen Inselbewohner.

Die genannten Vergleiche können als Beleg dafür gewertet werden, dass in Gamog, wo keine atopischen Erkrankungen festgestellt wurden, stärker an der traditionellen Lebensweise festgehalten wird. Möglicherweise schützt dies die Bewohner des Bergdorfes vor atopischen Erkrankungen. Ebenso wie die Abwesenheit von Allergien könnte auch das durch KING (1994) für Gamog belegte niedrige kardiovaskuläre Risiko[58] eine Folge des geringen Einflusses westlicher Lebensweise darstellen.

Hinweise dafür, dass eine „modernere" Lebensweise die Prävalenz atopischer Erkrankungen erhöhen kann, ergeben sich jedoch nicht nur aus dem Vergleich des traditionellen Bergdorfes mit den moderneren Küstendörfern, sondern auch aus einem Vergleich der Personen mit atopischer Erkrankung mit den Personen ohne atopische Erkrankung. Hier traten zum einen die Produkte Acetylsalicylsäure und Latex als Indikatoren der „Moderne" hervor, zum anderen der sozioökonomische Status.

---

58. Als Maßstab wurde herangezogen: arterieller Hypertonus, Body Mass Index, Plasmacholesterin sowie Glukose- und Insulinkonzentration im Blut.

Acetylsalicylsäure: Die 13 Personen mit atopischer Erkrankung nahmen signifikant ($p<0,05$) häufiger Acetylsalicylsäure ein, als die 235 Personen ohne atopische Erkrankung (Wilcoxon-Test). Im Durchschnitt gaben erstere an, pro Jahr 20,4 ($\pm$ 27,3) mal Acetylsalicylsäure einzunehmen, die Personen ohne atopische Erkrankung hingegen nur 12,0 ($\pm$ 30,9) mal (vgl. Kap. 3.6.7). Der Schluss, Acetylsalicylsäure stünde ursächlich mit atopischen Erkrankungen im Zusammenhang, kann natürlich - wie bei jeder positiven Korrelation - nicht ohne weiteres gezogen werden. Aufgrund der falschen Einschätzung der biomedizinisch-pharmakologischen Wirkung von Acetylsalicylsäure wird dieses Präparat gleichsam als „Allheilmittel" auch zur Therapie atopischer Manifestationen eingesetzt, teilweise sogar bei Asthma bronchiale (vgl. Kap. 3.5.3). Möglicherweise ist also Atopie nicht eine Folge von Acetylsalicylsäureeinnahme, sondern invers die Acetylsalicylsäureeinnahme eine Folge der Atopie. Eine weitere Erklärungsmöglichkeit wäre, dass die Verwendung des westlichen Medizinproduktes Acetylsalicylsäure schlicht einen Marker für eine modernere Lebensweise darstellt und in Wirklichkeit andere Aspekte der Verwestlichung für die Korrelation ursächlich sind.

Latex: Lediglich einer der 248 Probanden gab eine Reaktion bei Kontakt mit Latex (gepuderte Latexhandschuhe) an. Es handelte sich hierbei um den 25-jährigen asthmatischen OP-Pfleger des Gaubin Hospitals, der eine Sensibilisierung der RAST Klasse 2 gegen Latex aufwies (vgl. Kap. 3.5.3, s. Pr. Nr. 28). Das vermehrte Auftreten von Latexallergien bei medizinischem Personal ist bekannt (SAFADI, 1996; Helbling, 1996; BRUGNAMI, 1995, VANDENPLAS, 1995; BLANCO, 1994). Als Quelle für eine Sensibilisierung gegen Latex wird aber auch der volatile Gummiabrieb von Reifen genannt (WILLIAMS, 1995). Aufgrund der weitgehend fehlenden Asphaltierung der Straßen und des geringen Autoverkehrs scheidet diese Möglichkeit auf KarKar Island jedoch aus.

Der höhere sozioökonomische Status: Aufgrund ihres – wenn auch geringen - zumindest einigermaßen sicheren regelmäßigen Einkommens und ihres meist gehobenen Ansehens, wurden Angestellte des Gesundheitswesens, Lehrer, Pastoren und Ladenbesitzer als Gruppe mit „höherem sozioökonomischen Status" zusammengefasst. In diesem Kollektiv zeichnete sich ein verstärktes Auftreten atopischer Erkrankungen ab (nicht signifikant, vgl. Kap. 3.6.2). Bei allen eben aufgeführten Tätigkeiten handelt es sich um typisch westliche Berufe, die früher auf KarKar Island unbekannt waren. Sie gehen in ihrer Ausbildung sowie Ausübung mit einem höheren Maß an Kontakt mit einer modernen Lebensweise einher. Ferner erleichtert eine größere Kaufkraft den Zugang zu westlichen Produkten. Ein höherer sozioökonomischer Status dürfte also mit einer „moderneren" Lebensweise des jeweiligen Probanden in Zusammenhang stehen.

Auf eine Beziehung zwischen westlicher Lebensweise und atopischen Erkrankungen weist auch ein Vergleich mit früher auf KarKar durchgeführten Studien hin. Anderson hatte im Jahr 1974 insgesamt 1734 Insulaner untersucht. Er berichtete von einer anamnestischen Asthmaprävalenz von 1-2% auf KarKar[59] (ANDERSON, 1974). In der vorliegenden Untersuchung zeigte sich eine Asthmaprävalenz von 3,2% (8/248). Eine Differenzierung in verschiedene Dörfer ergab folgendes Bild: In Gamog (Landesinnere)

---

59. Eine Unterscheidung zwischen extrinsischem und intrinsischem Asthma wurde jedoch nicht vorgenommen.

4. Diskussion 101

litten 0% (0/58) der Probanden an Asthma, in Did 2,4% (1/42) und in den Küstendörfern (Kurum, Kavailo, Gaubin) 4,7% (7/148).

Die Asthmaprävalenz scheint sich in den letzten zwei Jahrzehnten im Landesinneren nicht verändert zu haben. In den Küstendörfern fand sich in dieser Studie jedoch mit 4,7% eine signifikant (p<0,05) höhere Erkrankungshäufigkeit als mit 1,5% vor 23 Jahren[60] (Chi-Quadrat-Test). Der verstärkte Einfluss der westlichen Lebensweise in den Küstendörfern könnte für die Zunahme von asthmatischen Beschwerden verantwortlich sein. Diese Zunahme ist scheinbar hauptsächlich durch Fälle von allergischem Asthma bedingt. Bei sechs der acht Asthmatiker ist davon auszugehen, dass die Erkrankung zumindest allergisch mitbedingt ist (vgl. Kap. 3.5.5).

Auch in anderen Ländern durchgeführte Studien liefern Anhaltspunkte für die Auslösung atopischer Erkrankungen durch Umweltfaktoren - hierbei speziell durch die westliche bzw. moderne Lebensweise. Mehrere Untersuchungen beschäftigen sich mit dem IgE Status und der Prävalenz von atopischen Erkrankungen bei Einwanderern. Eine Studie von ASSEYR (1994) zeigte eine hohe Prävalenz atopischer Erkrankungen bei Kindern von Immigranten aus Somalia in Italien. Die meisten Kinder entwickelten erst nach der Ankunft in Europa Symptome. Dies wurde auf den Kontakt mit einer völlig neuen Umwelt zurückgeführt. KALYONCU (1992) konnte zeigen, dass sich der Status von spezifischem und Gesamt-IgE von Einwanderern aus Asien, Afrika, mittlerem Osten und Südamerika nach Europa (Schweden) innerhalb einiger Jahre dem schwedischen Status annäherte.

In westlichen Ländern scheint ein Festhalten an einer eher traditionellen Lebensweise ebenfalls mit einer niedrigeren Prävalenz von atopischen Erkrankungen einher zu gehen. Eine in Deutschland (Bayern) durchgeführte Studie zeigte eine niedrigere Prävalenz von Heuschnupfen bei Kindern, die in Häusern oder Wohnungen lebten, die noch mit Kohle oder Holz beheizt wurden. Familien, die mit Kohle oder Holz heizen, wiesen zugleich einen niedrigeren sozioökonomischen Status auf, hatten mehr Kinder und hielten öfter Hunde und/oder Katzen als Familien mit Zentralheizung (MUTIUS, 1996).

4.8 Zusammenfassende Schlussbetrachtung

Die These, dass eine traditionelle Lebensweise vor atopischen Erkrankungen schützt, bzw. eine moderne Lebensweise die Prävalenz atopischer Erkrankungen erhöht, wird durch folgende Resultate dieser Studie erhärtet:
1. Im Vergleich mit westlichen Industrienationen dominiert auf KarKar Island insgesamt noch eine weitgehend traditionelle Lebensweise. Von den 248 untersuchten Insulanern litten nur 4,4% (elf Personen) an einer Erkrankung aus dem atopischen Formenkreis[61]. Aufgeschlüsselt nach den verschiedenen Manifestationsformen wurde eine Prävalenz von 3,2% für Rhinitis/Rhinokonjunktivitis allergica, 2,4% für allergisches Asthma bronchiale und 0,0% für atopisches Ekzem festgestellt. Eine geringe Allergenbelastung scheidet als Erklärungsmöglichkeit für das seltene Auftreten von Typ

---

60. Postuliert gemäß Angaben von ANDERSON (1974).
61. Unter Miteinbeziehung der zwei Fälle von möglicherweise IgE bedingter Airborne contact dermatits erhöht sich der Anteil auf 5,2% (13/248).

I Allergien aus: Die Umweltbedingungen auf KarKar bringen eine hohe Belastung mit verschiedenen natürlichen Antigenen mit sich, die in westlichen Ländern häufig atopische Erkrankungen verursachen. Hausstaubmilben, Schaben, Tierepithelien und Pilzantigene sind in großer Menge vorhanden. Darauf verweisen auch die RAST Ergebnisse. Sie zeigten, dass Antigene wie Hausstaubmilbe und Kakerlake bei ca. zwei Dritteln der Normalbevölkerung zu einer Produktion spezifischer Antikörper führten. Die Höhe dieser Produktion war zudem teilweise beachtlich.

2. Auch aus einem Vergleich des traditionellen Bergdorfes Gamog mit den moderneren Küstendörfern ergaben sich Hinweise auf einen Einfluss des Grades der „Modernität" auf die Prävalenz atopischer Erkrankungen. Das höchstgelegene Dorf auf KarKar, das im Inselinneren gelegene Gamog, ist am schwierigsten zugänglich und folgt weitgehend unverändert einer traditionellen Lebensweise. Atopische Erkrankungen konnten in Gamog nicht festgestellt werden. Im Gegensatz dazu stehen die Küstendörfer. Dort werden Aspekte modernen Lebens bereits sichtbar, insgesamt 7,4% der Probanden litten unter einer atopischen Erkrankung. Die traditionelle Lebensweise der Bewohner von Gamog verringert scheinbar nicht nur - wie in der Literatur beschrieben - ihre kardiovaskulären Risikofaktoren, sondern auch ihr Risiko eine atopische Erkrankung zu entwickeln.

3. Die Ergebnisse eines Vergleiches der Personen mit atopischer Erkrankung mit den Personen ohne atopische Erkrankung deuten ebenfalls in die Richtung eines Zusammenhangs von „Modernität" und atopischen Erkrankungen. Als Indikatoren der Moderne können beispielsweise das Produkt Acetylsalicylsäure (Aspirin®) sowie ein höherer sozioökonomischer Status betrachtet werden. Die Personen mit atopischer Erkrankung nahmen signifikant ($p<0,05$) häufiger Acetylsalicylsäure ein, als die Personen ohne atopische Erkrankung. Im Durchschnitt gaben erstere an, pro Jahr 20,4 ($\pm$ 27,3) mal Acetylsalicylsäure einzunehmen, die Personen ohne atopische Erkrankung hingegen nur 12,0 ($\pm$ 30,9) mal. In bezug auf den höheren sozioökonomischen Status (definiert über den Beruf: Angestellte des Gesundheitswesens, Lehrer, Pastoren und Ladenbesitzer) zeigte sich folgendes Bild: In der Gruppe der Personen ohne atopische Erkrankung wiesen nur 12,7% (24/189) einen höheren sozioökonomischen Status auf, in der Gruppe der Personen mit atopischer Erkrankung hingegen 25% (3/12)[62].

4. In den letzten 20-30 Jahren haben westliche Einflüsse besonders in den Küstendörfern zugenommen. Im selben Zeitraum kam es zu einem signifikanten Anstieg der anamnestischen Asthmaprävalenz in den Küstendörfern von 1-2% (ANDERSON, 1974) auf 4,7% (7/148) in der vorliegenden Studie. Im Landesinneren scheint sich die Asthmaprävalenz jedoch nicht verändert zu haben. Die Zunahme in den Küstendörfern ist gemäß unseren Ergebnissen hauptsächlich durch Fälle von allergischem Asthma bedingt.

Es fragt sich, welche Pathomechanismen zum einen für die starken Sensibilisierungen auf KarKar Island verantwortlich sind, und zum anderen erklären, weshalb die aufgrund dieser massiven Sensibilisierungen eigentlich zu erwartenden atopischen Erkrankungen

---

62. Diese Diskrepanz war jedoch nicht signifikant (Fisher's exact test).

4. Diskussion

weitgehend ausbleiben. Unsere Ergebnisse belegen, dass die traditionelle Lebensweise der Insulaner die Bildung spezifischer Antikörper nicht verringert. Ganz im Gegenteil scheint durch eine traditionelle Lebensweise nicht nur die Produktion von unspezifischem Immunglobulin E (Gesamt IgE), sondern sogar auch von spezifischem IgE forciert zu werden[63]. Ob die Ursache hierfür in einer erhöhten Belastung mit gewissen natürlichen Antigenen zu suchen ist (beispielsweise aufgrund des tropischen Klimas), oder in einer weit komplexeren Modellierung des Immunsystems durch die traditionelle Lebensweise, ist unklar.

Manche Autoren vermuten eine geringe Bildung von spezifischem IgE als Ursache für das seltene Auftreten atopischer Erkrankungen in traditionellen Gesellschaften. Ihre These, dass eine beispielsweise durch bakterielle Infektionen hervorgerufene Th1-typische Reaktionsweise[64] der T-Helferzellen eine "downregulation" der Th2-Schiene[65] verursacht – und somit eine geringere Produktion von spezifischem IgE – (HOLT, 1996; BRABÄCK, 1995), kann durch die vorliegenden Resultate nicht bestätigt werden. Vielmehr verweisen die hohen spezifischen und Gesamt IgE Werte auf KarKar auf eine starke Aktivierung der Th2-Schiene. Dass dies wiederum nicht notwendigerweise zur Manifestation von atopischen Erkrankungen (bzw. zu positiven Prick Reaktionen) führt, könnte verschiedene Ursachen haben. Zum einen wäre es denkbar, dass eine starke Aktivierung der Th2-Schiene keine Allergien verursacht, solange eine simultane Beanspruchung dieser Schiene durch Parasitenbefall vorliegt. Zum andern könnte eine gleichzeitige, bakteriell bedingte Aktivierung der Th1-Schiene für die Diskrepanz zwischen IgE Werten und Erkrankungshäufigkeit bzw. Prick Ergebnissen verantwortlich gemacht werden. Möglicherweise unterdrückt das Th1-typische Interferon gamma die Bildung von spezifischem IgE in geringerem Maß, als die Entwicklung und Differenzierung von Mastzellen. Folgt man der letztgenannten These, so könnte eine Abkehr von einer traditionellen Lebensweise mit einem resultierenden Rückgang von Infektionskrankheiten (Tendenz in westlichen Industrienationen) aufgrund einer verstärken Mastzellentwicklung plötz-

---

63. Unspezifische Bindungen von IgE an die diversen Immuno CAP und somit falsch positive Ergebnisse liegen offensichtlich nicht vor. Dies wird daraus ersichtlich, dass in der untersuchten Bevölkerung in bezug auf die verschiedenen Antigene ein charakteristisches RAST Muster resultierte. Es fanden sich nicht nur hohe, sondern teilweise durchaus auch niedrige Messwerte (vgl. Kap. 3.3.2.1). Beispielsweise weisen nur 4% der Probanden spezifisches IgE gegen Rattenepithelien auf.

64. Unter Th1-typischer Reaktionsweise versteht man die Sezernierung von Interferon Gamma durch CD4 positive T-Helferzellen. Dieses Zytokin veranlasst Plasmazellen zur Produktion von IgG(2), welches im Rahmen der humoralen Abwehr auf verschiedene Weisen zur effektiven Elimination von Bakterien führen kann.

65. Folgt man einem vereinfachenden Modell, so kann die Th2-Schiene als Antagonist der Th1-Schiene aufgefasst werden. Bei Parasitenbefall und/oder atopischen Erkrankungen produzieren die CD4 positiven T-Helferzellen primär den Gegenspieler des Interferon Gamma, nämlich Interleukin 4. Interleukin 4 verursacht bei Plasmazellen eine „Umschaltung" der Immunklasse (switch) in Richtung IgE. Die Bindung von IgE an eosinophile Granulozyten ist Voraussetzung zur effektiven Parasitenabwehr und die Bindung an Mastzellen oder basophile Granulozyten Voraussetzung für die Manifestation atopischer Erkrankungen (Pathomechanismus: Histaminliberation).

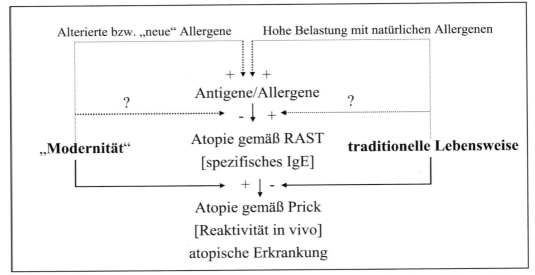

*Abb. 44: Mögliche Auswirkung einer traditionellen Lebensweise (bzw. der „Modernität")
auf die Bildung spezifischer Antikörper, die Haut Prick Reaktivität und die Manifestation
atopischer Erkrankungen.*

lich zu atopischen Erkrankungen führen; und dies selbst bei moderaten spezifischen IgE Werten (so auch Beobachtungen von WOOLCOCK, 1995).

Untersuchungen in Hongkong, Malaysia und China deuten ebenfalls in die Richtung einer Dissoziation von Sensibilisierung und Typ I Allergien: obwohl in den genannten Ländern Sensibilisierungprävalenzen festgestellt wurden, die denen in westlichen Industrienationen vergleichbar sind, fanden sich dennoch selten atopische Erkrankungen (LEUNG, 1994).

Eine andere Studie aus dem Jahr 1996 belegt, dass asiatische Kinder in Großbritannien zwar öfter als weiße Kinder Atopiker sind, dass sie aber dennoch seltener an Stridor litten. Dieses Ergebnis wurde ebenfalls auf die Beibehaltung eines „nicht westlichen Lebensstiels" zurückgeführt (CAREY, 1996).

Abschließend soll noch ein kurzer Blick auf die Bedeutung der o.g. Ausführungen für die Interpretation von RAST und Prick Ergebnissen geworfen werden. Die auf KarKar vorherrschende Diskrepanz zwischen hohen spezifischen IgE Werten bei gleichzeitig geringen oder ausbleibenden Prick Reaktionen gegenüber dem selben Antigen unterstreicht die bekannte Feststellung, dass zwischen einer Sensibilisierung im RAST und einer klinischen Manifestation (Sensibilisierungsnachweis mittels Prick bzw. allergische Erkrankung) ein bedeutender Unterschied besteht. Definiert man Atopie über den Nachweis von Antikörpern (RAST) gegen ein oder mehrere Aeroallergene so wären 82% der Insulaner Atopiker. Legt man jedoch die Prick Testung zu Grunde, so beliefe sich der

4. Diskussion

Anteil nur auf 26%[66]. Werden Personen als Atopiker bezeichnet, so sollte deshalb immer angegeben werden, ob die Sensibilisierung durch RAST- oder Prick-Ergebnisse nachgewiesen wurde[67].

Abbildung 44 stellt schematisch die mögliche Auswirkung einer traditionellen Lebensweise bzw. der „Modernität" auf die Bildung spezifischer Antikörper, die Prick Reaktivität und die Manifestation atopischer Erkrankungen dar.

Dies ist die erste epidemiologische Studie, die sich mit der traditionellen Lebensweise, der Beschreibung des atopischen Status mittels umfassenden Prick Testungen (13 Aeroallergene, vier Nahrungsmittelallergene, drei Dermatophyten, Latex), Gesamt-IgE Messungen und umfangreichen RAST Untersuchungen (neun Aeroallergene, acht Nahrungsmittelallergene, Ascaris lumbricoides, Gummi arabicum, Latex), allen Manifestationsformen von atopischen Erkrankungen sowie Nahrungsmittelunverträglichkeiten und dem allgemeinen Gesundheitszustand der Bevölkerung verschiedener Dörfer in Papua Neuguinea befasst. Es ergaben sich deutliche Hinweise darauf, dass die traditionelle Lebensweise auf KarKar Island zwar vor der Entwicklung manifester atopischer Erkrankungen, nicht aber vor der Bildung spezifischer IgE schützt. Mit zunehmender Modernisierung/Verwestlichung auch der entlegendsten Regionen der Welt wird es künftig immer schwieriger werden, Untersuchungsgebiete zu finden, in denen der allergologische Status traditioneller bzw. vorindustrieller Gesellschaften überprüft werden kann. Die Tage an denen epidemiologische Belege für das Zutreffen der Urwaldhypothese (weniger „Modernität", weniger Allergien) gesammelt werden können, sind somit gezählt.

---

66. Setzt man den cutoff für den Quaddeldurchmesser anstelle bei 2 mm bei 3mm an, so resultiert ein Wert von lediglich 20%.
67. Die Sensibilisierung im Prick steht als eine Form von klinischer Reaktivität einer atopischen Erkrankung weit näher als der bloße Nachweis von spezifischen IgE.

Anhang 1 - standardisierte Fragen auf Pidgin

1. Nem belong yu em wanem?
2. Yu gat hamas krismas?
3. Man o Meri?
4. Nus: yu gat wara blong nus? (nogat iellopla susu, wara wara tasol)
5. Nus: yu gat planti kus long nus, sikirapim long nus planti taim? Na bipo?
6. Ai: yu (bin) gat ai wara o ai blg yu i bin kamap redpela na sikirapim?
7. Sikin: sikin blg yu i (bin) sikirapim bigpela long dispela hap?
8. Sikin: sikin i (bin) kamap draipela o hatpla o redpela long dispela hap?
9. Pulim win: yu save long sik asma?
10. Pulim win: Yu i (bin) gat sot win o rod belong win i pas?
11. Pulim win: Em hat long raussim strongpela kus/spat? Yu gat kus?
12. Pulim win: Long taim yu pulim win wanpela spesial noise i kamap?
13. Pulim win problem:
    a) wanem taim yu bin kissim dispela sik?
    b) dispela sik i stap longpela taim?
14. Long lain belong yu narapela man o meri i gat samepla dispela sik?
    a) Papa or Mama?
    b) brata o susa?
    c) pikinini belong yu?
15. Yu gat hamas brata na susa?
16. Hamas pikinini yu gat?
17. Yu kissim (planti taim) asprin? Hamas taim?
18. Yu kissim sampla narapela marasin? Wanem taim?
19. Yu simuk?
20. Yu kaikai buai?
21. Abus: a) Pussi o dog i stap insaid long haus blong yu?
    b) Sampla problem i kamap, taim yu bilai bungwantaem pussi/dog?
    c) Yu lukim sampela taim rat long haus belong yu?
    d) Yu gat narapela abus?
22. Yu gat wok? Wanem kain wok yu gat?
23. Yu gat waite spot?
24. Yu gat grille? (Em sikirapim na bagarapim sikin blong yu)
25. Yu gat snek lg bel blong yu? Wanem taim?
26. Yu gat TB?
27. Yu gat Malaria? Wanem time?
28. Sampla problem i kamap sapos yu kaikai sampla spesial kaikai?
29. Yu (bin) gat sampla narapela sik?

Anhang 2 – standardisierte Fragen auf Deutsch

1. Wie ist dein Name?
2. Wie alt bist du?
3. Geschlecht?
4. Nase: Leidest/littst du unter wässrigem Naselaufen? Kein gelber Eiter.
5. Nase: Leidest/littst du unter häufigem Niesreiz/Juckreiz in der Nase? Wann?
6. Auge: Leidest/littst du unter Augentränen, Augenrötung oder Juckreiz?
7. Haut: Leidest/littst du unter (starkem) Juckreiz an diesen Stellen? (Beugen)
8. Haut: Leidest/littst du unter trockener oder heißer oder roter Haut? (Beugen)
9. Atmung: Kennst du die Erkrankung Asthma?
10. Atmung: Leidest du unter Verschluss des Windwegs (Atemwegsobstruktion)?
11. Atmung: Leidest/littst du unter schwer abhustbarem, zähen Auswurf, Husten?
12. Atmung: Tritt beim Luft holen ein eigenartiges Geräusch auf?
13. Atmung: Falls Probleme: a) Wann ist die Erkrankung aufgetreten?
    b) Wie lange besteht die Erkrankung schon?
14. Leidet in deiner Familie jemand unter den oben genannten Problemen?
    a) Vater oder Mutter?
    b) gleich o verschiedengeschlechtliche Geschwister?
    c) deine Kinder?
15. Wie viele gleich o. verschiedengeschlechtliche Geschwister hast du?
16. Wie viele Kinder hast du?
17. Nimmst/nahmst du (oft) Aspirin ein? Wie viel bzw. wie oft?
18. Nimmst/nahmst du andere Medikamente ein? Wann?
19. Rauchst du?
20. Kaust du Betelnüsse?
21. Tiere: a) Gibt es in deiner Hütte eine Katze oder einen Hund?
    b) Bekommst du Probleme, wenn du mit ihnen spielst?
    c) Siehst du gelegentlich Ratten in deiner Hütte?
    d) Besitzt du irgend welche anderen Tiere?
22. Hast du Arbeit? Welche Art von Arbeit hast du?
23. Leidest/littst du unter den „weißen Flecken" (d.h. Pityriasis versicolor)?
24. Leidest/littst du unter einem Hautpilz? Er juckt u. kann deine Haut zerstören.
25. Leidest/littst du unter einem Wurm in deinem Bauch? Wann?
26. Leidest/littst du unter (Lungen-) Tuberkulose?
27. Leidest/littst du unter Malaria? Wann letztmals?
28. Hast du Probleme irgend einer Art, wenn du bestimmte Nahrung isst?
29. Leidest/littst du unter irgend welchen anderen Erkrankungen?

Anhang 3 – Details zur Haut Prick Testung

Der Transport der Allergenextrakte in die fünf teilnehmenden Dörfer erfolgte gekühlt. Die Extrakte wurden mittels Bencard Prick-Lanzetten (steril, zur reproduzierbaren Hauttestung, Spitzenlänge 0,65 mm, Smithkline Beecham) in die Haut an der Volarseite eines Unterarms appliziert. Hierbei war ein Abstand von vier cm zwischen den Teststellen einzuhalten. Neben einer Positiv- (Histamin) und Negativ- (Natriumchlorid, physiologisch) Kontrolle wurden im Jahr 1996/97 die zehn folgenden Allergenextrakte getestet (in NaCl-Lösung mit 50% Glycerol und konserviert mit 0,2 bzw. 0,4 % Phenol):

Haut Prick Lösungen (Allergopharma, Joachim Ganzer KG)		
Histamin für IC	Chargen-Nr.:	41818
Physiologische Kochsalzlösung IC	Chargen-Nr.:	42315
Beifuß(-pollen)	Chargen-Nr.:	42333
Gräser(-pollen)mischung	Chargen-Nr.:	42332
Dermatophagoides farinae (Milbe1)	Chargen-Nr.:	42064
Dermatophagoides pteronyssinus (Milbe2)	Chargen-Nr.:	42061
Hühnerei (gesamt)	Chargen-Nr.:	41279
Kabeljau	Chargen-Nr.:	41269
Kuhmilch	Chargen-Nr.:	41278
Hundeepithelien	Chargen-Nr.:	41402
Katzenepithelien	Chargen-Nr.:	41578
Rattenepithelien	Chargen-Nr.:	40294

Nach 20 Minuten konnte die verbliebene Lösung abgetupft und die Hautreaktion abgelesen werden. Zu verwerten waren lediglich die Quaddeldurchmesser, Rötungen (Reflexerytheme) hingegen waren aufgrund der sehr dunklen Pigmentierung der Probanden schwer beurteilbar. Als positive Reaktion wurde ein Quaddeldurchmesser von ≥ 2 mm (gegebenenfalls nach Abzug des Durchmessers der Negativkontrolle, so auch MEINERT, 1994) bewertet. Da bei Anwendung eines cutoff von ≥ 3 mm niedrigere Sensibilisierungsprävalenzen resultieren, erfolgte in der Regel auch die Angabe der Prävalenzen für einen cutoff von ≥ 3 mm. Sämtliche Prick Testungen wurden von einer Person durchgeführt, was die Fehlerquelle einer unterschiedlichen Handhabung („Beobachter Effekt", MEINERT, 1994) ausschließt. Um sehr seltenen - jedoch prinzipiell möglichen - anaphylaktischen Komplikationen begegnen zu können, wurden Adrenalin, Antihistaminica und Glukokortikoide bereitgehalten. Eine systemische Reaktion trat jedoch bei keinem der Probanden auf.

Anhang 4 – Die In-vitro Testungen: Serumgewinnung und Messwerterhebung

Nach der Hautdesinfektion (Pre-injection swabs, Smith and Nephew, Australien) erfolgte die Venenpunktion bei Erwachsenen mit Monovetten-Kanülen (Doppelkanüle für Blutentnahme, Sarstedt, Size 21G, Lot Nr.: 53041299), bei Kindern mit Venofix S Luer Lock (Braun, Size 21G, Lot Nr.: 3590) und Multi-Adaptern (Sarstedt, Lot Nr.: 60360745). Pro Person wurde eine Serum-Monovette, 9 ml (S-Monovette Z, Nr. 02.1063, steril, Granulat/Gerinnungsaktivator, Lot Nr.: 61761301, Sarstedt) abgenommen und in das Labor des Gaubin Hospital transportiert. Die Weiterbearbeitung der Proben des jeweiligen Tages erfolgte stets binnen vier Stunden. Die Serum-Monovetten wurden für zehn Minuten zentrifugiert (Zentrifuge Baujahr 1947, Australien, Umdrehungszahl und Temperatur nicht regulierbar). Anschließend konnte das Serum mittels Einmal-Pipetten (Volac, Disposable Glass Pasteur Pipettes, 150 mm; Ref.: D 810, John Poulten LTD, Essex, England) abgenommen und zur weiteren Lagerung in Eppendorf Reaktionsgefäße gefüllt werden (Micro Test Tubes 3810, 1,5 ml, Order-Nr.: 0030 102.002, Eppendorf).

Die Seren wurden bis zum Transport nach Deutschland ununterbrochen bei -25°C gelagert. Während des zweitägigen Fluges waren die Proben nicht gefroren, sondern lediglich gekühlt. Die Lagerung bis zur endgültigen Auswertung im Sommer 1997 in der Klinik und Poliklinik für Dermatologie und Allergologie der Technischen Universität München erfolgte bei -70°C. Von allen 248 Probanden wurde das Gesamt-IgE sowie das spezifische IgE gegen 20 verschiedene Antigene bestimmt. Die Messungen wurden gemäß den Angaben der Herstellerfirma Pharmacia (PHARMACIA, 1995) durchgeführt.

Das zirkulierende Gesamt-IgE wurde mittels des Pharmacia CAP Systems IgE FEIA quantitativ bestimmt. Einige Charakteristiken des Testprinzips gehen bereits aus dem Namen FEIA (Fluoreszenz Enzym Immuno Assay) hervor: An das Immuno CAP als Träger sind Anti IgE kovalent gebunden. Bei Zugabe von Probandenserum geht das darin enthaltene IgE über sein unspezifisches Fc Fragment eine Bindung mit dem Anti IgE ein. Nach einem Waschgang erfolgt eine Inkubation des so an die Festphase gekoppelten Probanden IgE mit enzymatisch markiertem Anti IgE. Die Menge der entstehenden Komplexe entspricht dem IgE der Probe. Nach einem weiteren Waschgang wird eine Entwicklerlösung zugegeben, die durch das Enzym in photometrisch messbare, fluoreszierende Produkte umgewandelt wird. Die Fluoreszenz ist direkt proportional der IgE Konzentration des Probandenserums (YYMAN, 1990).

Das zirkulierende allergenspezifische IgE wurde mittels des Pharmacia CAP Systems RAST (Radio Allergo Sorbent Test) FEIA quantitativ bestimmt. Die Bezeichnung RAST ist jedoch irreführend, da nicht mit Radioaktivität, sondern enzymatisch gearbeitet wird. In dieser Studie werden dennoch die Ergebnisse des Pharmacia CAP Systems RAST FEIA kurz als RAST Werte bezeichnet. Das Testprinzip entspricht weitgehend dem Testprinzip für das Gesamt-IgE. Wesentlicher Unterschied ist aber, dass nun das jeweilige Antigen kovalent an das Immuno CAP gebunden ist, und die entsprechenden spezifischen IgE des Probandenserums mit dem Antigen eine spezifische Bindung eingehen. Die nachfolgenden Arbeitsschritte (Zugabe von Enzymmarkierten Antikörpern gegen IgE sowie Entwickler-Reagenz etc.) sind analog der Bestimmung des Gesamt-IgE. Es konnte gezeigt werden, dass das CAP-System bei der Bestimmung von Serum-IgE gegenüber verschiedenen anderen in vitro Messmethoden zu bevorzugen ist (KAM, 1994).

5. Anhang

Nachfolgend sind die für die Gesamt-IgE und spezifische IgE Bestimmung verwendeten Materialien und Reagenzien aufgeführt:

Gesamt-IgE: Materialien und Reagenzien für die In-vitro Testungen (CAP-System, Pharmacia &Upjohn):	
IgE-Standard 2 kU/l	Lot Nr. 12511
IgE-Standard 10 kU/l	Lot Nr. 12512
IgE-Standard 50 kU/l	Lot Nr. 12513
IgE-Standard 200 kU/l	Lot Nr. 12514
IgE-Standard 1000 kU/l	Lot Nr. 12515
IgE-Standard 2000 kU/l	Lot Nr. 12516
Anti-IgE Immuno CAP, 96 (IgE RIA/FEIA)	Lot Nr. 16910
Total IgE Controls, LOW	Lot Nr. 10589
Total IgE Controls, MIDDLE	Lot Nr. 10590
Total IgE Controls, HIGH	Lot Nr. 10591
CAP IgE FEIA	Lot Nr. 17820
CAP RAST FEIA 384 Enzym	Lot Nr. 19553
CAP RAST FEIA 384 Entwickler	Lot Nr. 19553
CAP RAST FEIA 384 Stopplösung	Lot Nr. 19553
Waschlösung	Lot Nr. 17116
Sample Diluent (RAST and IgE)	Lot Nr. 14513
Assayplatten	Bestell Nr. 34-2236-21
Readingplatten	Bestell Nr. 34-2249-95
Auflösung der Waschlösung und Reagenzien mittels hauseigenem Aqua destillata.	

Spezifisches IgE: Materialien und Reagenzien für die In-vitro Testungen (CAP-System, Pharmacia & Upjohn):	
Anti-IgE ImmunoCAP, 16 (RAST)	Lot Nr. 14536
IgE Standard 0.35 kU/l	Lot Nr. 12315
IgE Standard 0.70 kU/l	Lot Nr. 13381
IgE Standard 3.50 kU/l	Lot Nr. 13382
IgE Standard 17.50 kU/l	Lot Nr. 13383
IgE Standard 50.00 kU/l	Lot Nr. 13384
IgE Standard 100.00 kU/l	Lot Nr. 13385
Specific IgE Control	Lot Nr. 17110
16 ImmunoCAP d1 (Dermatophagoides pt.)	Lot Nr. 15585
16 ImmunoCAP d2 (Dermatophagoides farinae)	Lot Nr. 23409
16 ImmunoCAP e1 (Katzenschuppen)	Lot Nr. 14833
16 ImmunoCAP e2 (Hundeepithel)	Lot Nr. 22156
10 ImmunoCAP e73 (Rattenepithel)	Lot Nr. 70047
10 ImmunoCAP e83 (Schweineepithel)	Lot Nr. 98027
16 ImmunoCAP f1 (Hühnereiweiß)	Lot Nr. 14388
16 ImmunoCAP f2 (Milcheiweiß)	Lot Nr. 14392
16 ImmunoCAP f3 (Dorsch)	Lot Nr. 23070
16 ImmunoCAP f54 (Süßkartoffel)	Lot Nr. 20431
16 ImmunoCAP f60 (Bastardmakrele)	Lot Nr. 20620
10 ImmunoCAP f91 (Mangifera indica)	Lot Nr. 31067
10 ImmunoCAP f92 (Banane)	Lot Nr. 65037
10 ImmunoCAP f293 (Papaya)	Lot Nr. 6695
10 ImmunoCAP f297 (Gummi arabicum)	Lot Nr. 6566
16 ImmunoCAP g6 (Phleum pratense)	Lot Nr. 14367
16 ImmunoCAP i6 (Schabe, Blattella germanica)	Lot Nr. 21101
10 ImmunoCAP k82 (Latex)	Lot Nr. 50116
16 ImmunoCAP p1 (Ascaris)	Lot Nr. 14468
16 ImmunoCAP w6 (Artemisia vulgaris)	Lot Nr. 14372
CAP RAST FEIA 384 Enzym, Entwickler	Lot Nr. 19553
CAP RAST FEIA 384 Stopplösung	Lot Nr. 19553
Waschlösung	Lot Nr. 17116
Sample Diluent (RAST and IgE)	Lot Nr. 14513
Assayplatten	Bestell Nr. 34-2236-21
Readingplatten	Bestell Nr. 34-2249-95
Auflösung der Waschlösung und Reagenzien mittels hauseigenem Aqua destillata.	

6. Literaturverzeichnis

Aberg N, Hesselmar B, Aberg B, Eriksson B (1995) Increase of asthma, allergic rhinitis and eczema in Swedish schoolchildren between 1979 and 1991. Clinical and Experimental Allergy, 25: 815-819

Anderson A (1974) Smoking habits and their relationship to chronic lung disease in a tropical environment in Papua New Guinea. Bulletin de Physio-pathologie respiratiore, 10: 619-633

Asseyr A, Businco L (1994) Atopic sensitization in children of Somali immigrants in Italy. Journal of Investigational Allergology and Clinical Immunology, 4 (4): 192-196

Baldacci S, Modena P, Carrozzi L, Pedresci M, Vellutini M, Biavati P, Simoni M, Sapigni T, Viegi G, Paoletti P, Giuntini C (1996) Skin prick test reactivity to common aeroallergens in relation to total IgE, respiratory symptoms, and smoking in a general population sample of northern Italy. Allergy, 51: 149-156

Bascom R (1996) Environmental factors and respiratory hypersensitivity: the Americas. Toxicology Letters, 86: 115-130

Becher I (1989) Lateinisch-griechischer Wortschatz in der Medizin. Fischer Verlag (Stuttgart), 76

Beezhold D, Sussman G, Liss G, Chang N (1996) Latex allergy can induce clinical reactions to specific foods. Clinical and Experimental Allergy, 26: 416-422

Björkstén B (1996) The role of the gastrointestinal tract in the development of respiratory hypersensitivities. Toxicology Letters 86: 85-88

Björkstén B (1997) Epidemiology of pollution-induced airway disease in Scandinavia and Eastern Europe. Allergy, 52 (suppl 38): 23-25

Björnsson E, Janson C, Plaschke P, Norrman E, Sjöberg O (1996) Prevalence of senstization to food allergens in adult Swedens. Annals of Allergy, Asthma, and Immunology, 77: 327-332

Blanco C, Carrillo T, Castillo R, Quiralte J, Cuevas M (1994) Latex allergy: clinical features and crossreactivity with fruits. Annals of Allergy, 73: 309-314

Booth P (1974) Genetic distances between certain New Guinea populations studied under the Inernational Biological Programme. Philosophical Transactions of the Royal Society of London, 268: 257-267

Bortz J (1993) Statistik für Sozialwissenschaftler. Springer-Verlag (Berlin), 41

Bråbäck L, Breborowicz A, Julge K, Knutsson A, Riikjärv M, Vasar M, Björkstén B (1995) Risk factors for respiratory symptoms and atopic sensitisation in the Baltic area. Archives of Disease in Childhood, 72: 487-493

Braun-Falco O, Plewig G, Wolff H H, Burgdorf W, Landthaler M (2005), Dermatologie und Venerologie. Springer Medizin Verlag (Heidelberg), 379

Brugnami G, Marabini A, Siracusa A, Abbritti G (1995) Work-related late asthmatic response induced by latex allergy. The Journal of Allergy and Clinical Immunology, 96: 457-464

Businco L, Bruno G, Giampietro P, Ferrara M (1993) Is prevention of food allergy worthwhile? Journal of Investigational Allergology and Clinical Immunology, 3 (5): 231-236

Carey O, Cookson J, Britton J, Tattersfield A (1996) The effect of lifestyle on wheeze, atopy, and bronchial hyperreactivity in asian and white children. American Journal of Respiratory and Critical Care Medicine, 154: 537-540

Carswell F, Birmingham K, Oliver J, Crewes A, Weeks J (1996) The respiratory effects of reduction of mite allergen in the bedrooms of asthmatic children—a double-blind controlled trial. Clinical and Experimental Allergy, 26: 386-396

Coombs RRA, Gell PGH (1963) The classification of allergic reactions underlying disease. In: Clinical aspects of immunology. Davis (Philadelphia), 317

Corbo G, Forastiere F, Dell'Orco V, Pistelli R, Agabiti N, De Stefanis B, Ciappi G, Perucci C (1993) Effects of environment on atopic status and respiratory disorders in children. The Journal of Allergy and Clinical Immunology, 92: 616-623

Cuesta C, Plácido J, Delgado L, Miranda M, Moreira Silva J, Castel-Branco M, Vaz M (1995) Alergia a la cucaracha: estuio de su prevalencia mediante pruebas cutáneas con extractos comerciales. Allergologia et Immunopathologia, 23 (No. 6): 295-300

De Boer R, van der Hoeven W, Stapel S (1995) The decay of house dust mite allergens, Der p I and Der p II, under natural conditions. Clinical and Experimental Allergy, 25: 765-770

Delbourg M, Guilloux L, Moneret-Vautrin D, Ville G (1996) Hypersensitivity to banana in latex-allergic patients. Identification of two major banana allergens of 33 and 37 kD. Annals of Allergy, Asthma, & Immunology, 76: 321-326

Devalia J, Rusznak C, Herdman M, Trigg C, Tarraf H, Davies R (1994) Effect of nitrogen dioxide and sulphur dioxide on airway response of mild asthmatic patients to allergen inhalation. The Lancet, 344: 1668-71

Dotterud LK, Korsgaard J, Falk ES (1995) House-dust mite content in mattresses in relation to residential characteristics and symptoms in atopic and nonatopic children living in northern Norway. Allergy, 50: 788-793

Dowse G, Smith D, Turner K, Alpers M (1985) Prevalence and features of asthma in a sample survey of urban Goroka, Papua New Guinea. Clinical Allergy, 15: 429-438

Dowse G, Turner K, Steward G, Alpers M, Woolcock A (1985) The association between Dermatophagoides mites and the increasing prevalence of asthma in village communities within the Papua New Guinea highlands. The Journal of Allergy and Clinical Immunology, 75: 75-83

Droste J, Kerkhof M, Monchy J, Schouten J, Rijcken B (1996) Association of skin test reactivity, specific IgE, total IgE, and eosinophils with nasal symptoms in a community-based population study. The Journal of Allergy and Clinical Immunology, 97: 922-932

Eaton P (1986) Potential world heritage areas: Karkar and Long Islands. Ples, 2:67-72

Echechipía S, Ventas P, Audícana M, Urrutia I, Gastaminza G, Polo F, Fernández de Corres (1995) Quantitation of major allergens in dust samples from urban populations collected in different seasons in two climatic areas of the Basque region (Spain). Allergy, 50: 478-482

El-Gamal Y, Awad A, Hossny E, El-Basiony S, Galal E (1995) Cockroach sensitivity in asthmatic Egyptian children. Pediatric Allergy and Immunology 6: 220-222

Fernández-Caldas E, Puerta L, Caraballo L, Mercado D, Lockey R (1996) Sequential determinations of Dermatophagoides spp. allergens in a tropical city. Journal of Investigational Allergology and Clinical Immunology, 6 (2): 98-102

Ferrándiz R, Casas R, Dreborg S (1996) Sensitization to Dermatophagoides siboney, Blomia tropicalis, and other domestic mites in asthmatic patients. Allergy: 51: 501-505

Franke W (1997) Nutzpflanzenkunde. Thieme Verlag (Stuttgart), 435

Garcia D, Corbett M, Sublett J, Pollard S, Meiners J, Karibo J, Pence H, Petrosko J (1994) Cockroach allergy in Kentucky: a comparison of inner city, suburban, and rural small town populations. Annals of Allergy, 72: 203-208

Garner M, Hornabrook R, Backhouse J (1972) Yaws in an island and in a costal population in New Guinea. Papua New Guinea Medical Journal, 15 (No. 3): 136-138

Ghouri N, Hippisley-Cox J, Newton J, Sheikh A (2008) Trends in the epidemiology and prescribing of medication for allergic rhinitis in England. J R Soc Med; 101 (9): 466-72

Gilmour M (1995) Interaction of air pollutants and pulmonary allergic responses an experimental animals. Toxicology, 105: 335-342

Gleeson M, Cripps A, Hensley M, Wlodarczyk J (1996) A clinical evaluation in children of the Pharmacia ImmunoCAP system for inhalant allergens. Clinical and Experimental Allergy, 26: 697-702

Grove D (1982) What is the relationship between asthma and worms? Allergy, 37: 139-148

Hagel I, Lynch N, Di Prisco M, Sanchez J, Pérez M (1995) Nutritional status and the IgE response against Ascaris lumbricoides in children from a tropical slum. Transactions of the Royal Society of Tropical Medicine and Hygiene, 89: 562-565

Hansen M (1984) „e=eßbar?" Goldmann Verlag, 96

Harrison G, Hiornst R, Boyce A (1974) Movement, relatedness and the genetic structure of the population of Karkar Island. Philosophical Transactions of the Royal Society of London, 268: 241-249

Helbling A (1996) Latexallergie: von der Kontakturtikaria bis zum Asthma. Schweizerische Rundschau für Medizin, 85 (33); 978-982

Helmby H, Perlmann H, Troye-Blomberg M, Perlmann P (1996) Immunoglbulin E elevation in Plasmodium chabaudi malaria. Infection and Immunity, 64 (4): 1432-1433

Herold G (1994) Asthma bronchiale. In: Herold G (Hrsg.), Innere Medizin. G. Herold, Eigenverlag (Köln), 259

Hodge A, Dowse G, Koki G, Mavo B, Alpers M, Zimmet P (1995) Modernity and obesity in coastal and Highland Papua New Guinea. Inernational Journal of Obesity, 19: 154-161

Hodge L, Salome C, Peat J, Haby M, Xuan W, Woolcock A (1996) Consumption of oily fish and childhood asthma risk. Medical Journal of Australia, 164: 137-140

Hollander A, Doekes G, Heederik D (1996) Cat and dog allergy and total IgE as risk factors of laboratory animal allergy. The Journal of Allergy and Clinical Immunology, 98: 545-54

Holt P (1996) Infections and the development of allergy. Toxicology Letters, 86: 205-210

Hornabrook R (1974) The demography of the population of Karkar Island. Philosophical Transactions of the Royal Society of London, 268: 229-239

Hornabrook R, Kelly A, McMillan B (1975) Parasitic infection of man on Kar Kar Island, New Guinea. The American Journal of Tropical Medicine and Hygiene, 24 (No. 4): 590-595

Jäger L (1998) Nahrungsmittelallergien und -intoleranzen Gustav Fischer Verlag (Stuttgart), 167

Joral A, Villas F, Garmendia J, Villareal O (1995) Adverse reactions to food in adults. Journal of Investigational Allergology and Clinical Immunology, 5 (1): 47-49

Kalyoncu A, Stalenheim G (1992) Serum IgE levels and allergic spectra in immigrants to Sweden. Allergy, 47: 277-280

Kam K, Hsieh K (1994) Comparison of three in vitro assays for serum IgE with skin testing in asthmatic children. Annals of Allergy, 73: 329-336

Kang B, Zhou K, Lai Y, Hong C (1996) Experimental asthma developed by room air contamination with cockroach allergen. International Archives of Allergy and Immunology, 111: 299-306

Karmakar R, Chatterjee B (1995) Cocos nucifera pollen inducing allergy: sensitivity test and immunological study. Indian Journal of Experimental Biology, 33: 489-496

Kikuttobude K (1991) Betel-nut chewing may aggravate asthma. Papua New Guinea Medical Journal, 34: 117-121

King H, Collins V, King L, Finch C, Alpers M (1994) Blood pressure, hypertension and other cardiovascular risk factors in six communities in Papua New Guinea, 1985-1986. Papua New Guinea Medical Journal, 37: 100-109

King H, Finch C, King L, Senator G, Tscharke E, Alpers M (1992) Thyroid function in a formerly goitrous community on Karkar Island, Papua New Guinea. Papua New Guinea Medical Journal, 15 (No. 3): 136-138

King H, Finch C, Koki G, King L, Alpers M, Zimmet P (1991) Glucose tolerance in Papua New Guinea: Comparison of Austronesian and Non-Austronesian communities of KarKar Island. Diabetic Medicine, 8: 481-488

Kinra S, Davey Smith G, Jeffreys M, Gunnell D, Galobardes B, McCarron P (2006) Association between sibship size and allergic diseases in the Glasgow Alumni Study. Thorax; 61: 48-53

Kiyingi S, Saweri A (1994) Betelnut chewing causes bronchoconstriction in some asthma patients. Papua New Guinea Medical Journal, 37: 90-99

Kudzyte J, Griska E, Bojarskas J (2008) Time trends in the prevalence of asthma and allergy among 6-7-year-old children. Results from ISAAC phase I and III studies in Kaunas, Lithuania. Medicina (Kaunas); 44 (12): 944-52

Laffer S, Valenta R, Vrtala S, Susani M, van Ree R, Kraft D, Scheiner O, Duchene M (1994) Complementary DNA cloning of the major allergen Phl p I from timothy grass (Phleum pratense); recombinant Phl p I inhibits IgE binding to group I allergens from eight different grass species. The Journal of Allergy and Clinical Immunology, 94: 689-98

Lange H-J (1990) Biomathematik für Mediziner. Merkblätter des Institutes für Medizinische Statistik und Epidemiologie, München, 40

Leung R, Ho P (1994) Asthma, allergy, and atopy in three south-east Asian populations. Thorax, 49: 1205-1210

Leung R, Wong G, Lau J, Ho A, Chan J, Choy D, Douglass C, Lai C (1997) Prevalence of asthma and allergy in Hong Kong schoolchildren: an ISAAC study. European Respiratory Journal, 10: 354-360

Lindfors A, Wickman M, Hedlin G, Pershagen G, Rietz H, Nordvall S (1995) Indoor environmental risk factors in young asthmatics: a case-control study. Archives of Disease in Childhood, 73: 408-412

Mahanty S, Day K, Alpers M, Kazura J (1994) Antifilarial IgG4 antibodies in children from Filaria-endemic areas correlate with duration of infection and are dissociated from antifilarial IgE antibodies. The Journal of Infectious Diseases, 170: 1339-43

Malainual N, Vichyanond P, Phan-Urai P (1995) House dust mite fauna in Thailad. Clinical and Experimental Allergy, 25: 554-560

Matricardi P (1997) Infections preventing atopy: facts and new questions. Allergy, 52: 879-882

McClave J T (1994) Statistics for business and economics. Macmillan Publishing Company (Englewood Cliffs), 485

Meinert R, Frischer T, Karmaus W, Kuehr J (1994) Influence of skin prick test criteria on estimation of prevalence and incidence of allergic sensitization in childern. Allergy, 49: 526-532

Missionswerk der Evangelisch-Lutheranischen Kirche (ed) (1997) Informationen zu Papua Neu Guinea. Eigenverlag (Neudettelsau), 1

Munir A, Björkstén B, Einarsson R, Ekstrand-Tobin A, Möller C, Warner A, Kjellman N (1995) Mite allergens in relation to home conditions and sensitization of asthmatic children from three climatic regions. Allergy, 50: 55-64

Murray A, Milner R (1995) The accuracy of features in the clinical history for predicting atopic sensitization to airborne allergens in children. The Journal of Allergy and Clinical Immunology, 96: 588-596

Mutius E (1996) Progression of allergy and asthma through childhood to adolescence. Thorax, 51 (Suppl 1): 3-6

Mutius E, Illi S, Nicolai T, Martinez D (1996) Relation of indoor heating with asthma, allergic sensitisation, and bronchial responsiveness: survey of children in South Bavaria. BMJ, 312: 1448-1450

Mutius E, Martinez F, Fritzsch C, Nicolai T, Roell G, Thiemann H (1994) Prevalence of asthma and atopy in two areas of West and East Germany. American Journal of Respiratory and Critical Care Medicine, 149: 358-364

Nicolai T (1997) Epidemiology of pollution-induced airway disease: urban/rural differences in East and West Germany. Allergy, 52 (Suppl 38): 26-29

Norrman E, Rosenhall L, Nyström L, Jönsson E, Stjernberg N (1994) Prevalence of positive skin prick tests, allergic asthma, and rhinoconjunctivitis in teenagers in northern Sweden. Allergy, 49: 808-815

Nowak D, Heinrich J, Jörres R, Wassmer G, Berger J, Magnussen H (1996) Prevalence of respiratory symptoms, bronchial hyperresponsiveness and atopy among adults: West and East Germany. European Respiratory Journal, 9: 2541-2552

Obihara CC, Marais BJ, Gie RP, Potter P, Bateman ED, Lombard CJ, et al (2005) The association of prolonged breastfeeding and allergic disease in poor urban children. Eur Respir J.;25 (6): 970-7

Oryszczyn M, Annesi I, Neukirch F, Doré M, Kauffmann F (1995) Longitudinal observations of serum IgE and skin prick test response. American Journal of Respiratory and Critical Care Medicine, 151: 663-668

Pastorello E, Incorvaia C, Ortolani C, Bonini S, Canonica G, Zanussi C (1995) Studies on the relationship between the level of specific IgE antibodies and the clinical expression of allergy: I. Definition of levels distinguishing patients with asymptomatic allergy to common aeroallergens. The Journal of Allergy and Clinical Immunology, 96: 580-587

Peat J, Gray E, Mellis C, Leeder S, Woolcock A (1994) Differences in airway responsiveness between children and adults living in the same environment: an epidemiological study in two regions of New South Wales. European Respiratory Journal, 7: 1805-1813

Peat J, Toelle B, Gray E, Haby M, Belousova E, Mellis C, Woolcock A (1995) Prevalence and severity of childhood asthma and allergic sensitization in seven climatic regions of New South Wales. The Medical Journal of Australia, 163: 22-26

Peat J, Tovey E, Gray E, Mellis C, Woolcock A (1994) Asthma severity and morbidity in a population sample of Sydney schoolchildren: Part II - Importance of house dust mite allergens. Australian and New Zealand Journal of Medicine, 24: 270-276

Peat J, Tovey E, Toelle B, Haby M, Gray E, Mahmic A, Woolcock A (1996) House dust mite allergens. A major risk factor for childhood asthma in Australia. American Journal of Respiratory and Critical Care Medicine, 153: 141-146

Peat J, van den Berg R, Green W, Mellis C, Leeder S, Woolcock A (1994) Changing prevalence of asthma in Australian children. BMJ, 308: 1591-1596

Peden D (1996) Effect of air pollution in asthma and respiratory allergy. Otolaryngology Head- and Neck Surgery, 114: 242-247

Pharmacia AB (1995) Pharmacia CAP System IgE FEIA. Directions for use, Pharmacia AB (Schweden),27-38

Plaschke P, Janson C, Norrman E, Björnsson E, Lundbäck B, Lindholm N, Rosenhall L, Järvholm B, Boman G (1996) Skin prick tests and specific IgE in adults from three different areas of Sweden. Allergy, 51: 461-472

Pritchard D, Quinnell R, Walsh E (1995) Immunity in humans to Necator americanus: IgE, parasite weight and fecundity. Parasite Immunology, 17: 71-75

Pritchard D, Shakib F, Walsh E, Smith S (1994) Measurement of hookworm infection intensity and circulating levels of IgE and autoantibodies to IgE an atopics and nonatopics living in a parasitized community in Papua New Guinea. Journal of Investigational Allergology and Clinical Immunology, 4 (5): 238-241

Puerta L, Fernández-Caldas E, Lockey R, Caraballo L (1993) Mite allergy in the tropics: Sensitization to six domestic mite species in Cartagena, Colombia. Journal of Investigational Allergology and Clinical Immunology, 3 (4): 198-204

Quinnell R, Slater A, Tighe P, Walsh E, Keymer A, Pritchard D (1994) Low rate of reinfection with Enterobius vermicularis in a Papua New Guinea village. Transactions of the Royal Society of Tropical Medicine and Hygiene, 88: 44-45

Ring J (1995) Angewandte Allergologie. MMV Medizin Verlag (München), 13, 54, 57

Ring J (1997) Allergy and modern society: Does „western life style" promote the development of allergies? International Archives of Allergy and Immunology, 113: 7-10

Ring J, Brockow K, Abeck D (1996) The therapeutic concept of „patient management" in atopic eczema. Allergy, 51: 206-215

Saarinen U, Kajosaari M (1995) Breastfeeding as prophylaxis against atopic disease: prospective follow-up study until 17 years old. The Lancet, 346: 1065-1069

Safadi G, Corey E, Taylor J, Wagner W, Pien L, Melton A (1996) Latex hypersensitivity in emergency medical service providers. Annals of Allergy, Asthma, & Immunology, 77: 39-42

Schäfer T, Przybilla B, Ring J, Kunz B, Greif A, Überla K (1993) Manifestation of atopy is not related to patient's month of birth. Allergy, 48, 291-294

Schäfer T, Ring J (1997) Epidemiology of allergic diseases. Allergy, 52 (Suppl 38): 14-22

Schäfer T, Vieluf D, Behrendt H, Krämer U, Ring J (1996) Atopic eczema and other manifestations of atopy: results of study in East and West Germany. Allergy, 51: 532-539

Schütz-Kiss D, Popp W, Wagner Ch, Reiser K, Havelec L, Zwick H (1995) Sensibilisierung gegen Inhalationsallergene in der Wiener Bevölkerung. Wiener klinische Wochenschrift, 107 (11): 331-335

Shaheen S, Aaby P, Hall A, Barker D, Heyes C, Shiell A, Goudiaby A (1996) Measles and atopy in Guinea-Bissau. The Lancet, 347: 1792-1796

Spieksma F (1997) Domestic mites from an acarologic perspective. Allergy, 52: 360-368

Sridhara S, Singh B, Kumar L, Verma J, Gaur S, Gangal S (1995) Antigenic and allergenic relationships among airborne grass pollens in India. Annals of Allergy, Asthma, & Immunology, 75: 73-79

Starke K (1992) Pharmakologie cholinerger Systeme. In: Forth W, Henschler D, Rummel W, Starke K (Hrsg.), Allgemeine und spezielle Pharmakologie und Toxikologie. BI-Wissenschaftsverlag (Mannheim Leipzig Wien Zürich), 125-147

Stingl G (2004) Atopische Dermatitis. In: Fritsch P, Dermatologie Venerologie. Springer-Verlag (Berlin, Heidelberg, New York), 190

Stoltzfus R, Albonico M, Chwaya H, Savioli L, Tielsch J, Schulze K, Yip R (1996) Hemoquant determination of hookworm-related blood loss and its role in iron deficiency in african children. The American Journal of Tropical Medicine and Hygiene, 55 (No. 4): 399-404

Strachan D, Taylor E, Carpenter R (1996) Familiy structure, neonatal infection, and hay fever in adolescence. Archives of Disease in Childhood, 74: 422-426

Tscharke E (1973) A quarter century of healing. Kristen Pres, Madang (Papua Neu Guinea): 9-49

Turner K (1978) The conflicting role of parasitic infections in modulating the prevalence of asthma. Papua New Guinea Medical Journal, 21: 86-104

Turner K, Dowse G, Steward G, Alpers M, Woolcock A (1985) Prevalence of asthma in the South Fore People of the Okapa District of Papua New Guinea. International Archives of Allergy and Applied Immunology, 77: 158-162

Van der Veen M, Mulder M, Witteman A, van Ree R, Aalberse R, Jansen H, van der Zee J (1996) False-positive skin prick test responses to commercially available dog dander extracts caused by contamination with house dust mite (Dermatophagoides pteronyssinus) allergens. The Journal of Allergy and Clinical Immunology, 98: 1028-34

Vandenplas O, Delwiche J, Evrard G, Aimont P, van der Brempt X, Jamart J, Delaunois L (1995) Prevalence of occupational asthma due to latex among hospital personnel. American Journal of Respiratory and Critical Care Medicine, 151: 54-60

Veale A, Peat J, Tovey E, Salome C, Thompson J, Woolcock A (1996) Asthma and atopy in four rural Australian aboriginal communities. Medical Journal of Australia , 165: 192-196

Volkheimer G (1996) Intestinale Helminthosen - Praxisproblem des Gastroenterologen. Zeitschrift für Gastroenterologie, 34: 534-541

6. Literaturverzeichnis

Walsh G (1974) Geographical, historical and social background of the peoples studied in the I.B.P. Philosophical Transactions of the Royal Society of London, 268: 223-228

Watkins W, Pollitt E (1996) Effect of removing ascaris on the growth of Guatemalan schoolchildren. Pediatrics, 97 (6): 871-876

Welzel J (2005) Würmer. In: Braun-Falco O, Plewig G, Wolff H H, Burgdorf W, Landthaler M, Dermatologie und Venerologie. Springer Medizin Verlag (Heidelberg), 313

Williams P, Buhr M, Weber R, Volz M, Koepke J, Selner J (1995) Latex allergen in respirable particulate air pollution. The Journal of Allergy and Clinical Immunology, 95: 88-95

Withe M (1990) The role of histamine in allergic diseases. The Journal of Allergy and Clinical Immunology, 86: 599-605

Witteman A, Stapel S, Perdok G, Sjamsoedin D, Jansen H, Aalberse R, van der Zee J (1996) The relationship between RAST and skin test results in patients with asthma or rhinitis: a quantitative study with purified major allergens. The Journal of Allergy and Clinical Immunology, 97: 16-25

Wjst M, Heinrich J, Liu P, Dold S, Wassmer G, Merkel C, Huelsse C, Wichmann H (1994) Indoor factors and IgE levels in children. Allergy, 49: 766-771

Woolcock A, Peat J, Trevillion L (1995) Is the increase in asthma prevalence linked to increase in allergen load? Allergy, 50: 935-940

Wüthrich B (1996) Zur Nahrungsmittelallergie: Begriffsbestimmung, Diagnostik, Epidemiologie, Klinik. Schweizerische Medizinische Wochenschrift, 126: (770-776)

Wüthrich B, Schindler C, Leuenberger P, Ackermann-Liebrich U (1995) Prevalence of atopy and pollinosis in the adult population of Switzerland (SAPALDIA Study). International Archives of Allergy and Immunology, 106: 149-156

Yman L (1990) Die neue Generation der Allergietestung: Pharmacia CAP System. In-vitro Diagnostica Special, Heft 2, 18-22

Zeller A P (Hrsg.) (1986) Länderlexikon. Zweiburgen Verlag (Weinheim), 530

Zink C (ed) (1990) Pschyrembel Klinisches Wörterbuch. De Gruyter Verlag (Berlin, New York), 149

Zöfel P (1988) Statisitk in der Praxis. Gustav Fischer Verlag (Stuttgart), 112